U0142302

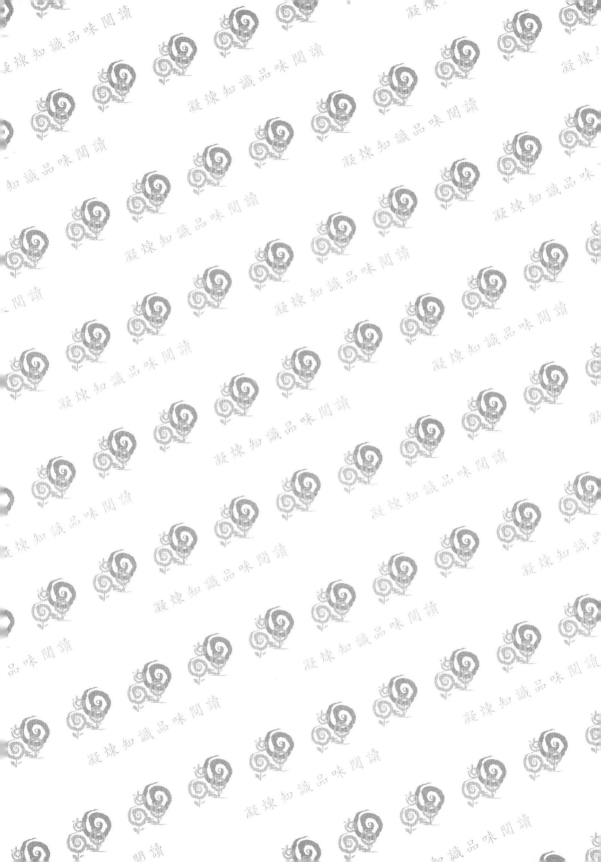

Education and Research on Small Group Learning

小組對話
教學與研究

五南圖書出版公司 印行

自 序

　　服務教職四十餘年，深感小組教學實踐著「育才先育人」的信念，在每個教學現場，持續累積著生命交會的感動，化爲篇篇的文字。是什麼樣的力量支撐自己這樣的走下去？

　　服務生涯裡，經歷兩次臺灣護理教育的變革，第一次是1980年代於國防醫學院將分科護理課程的各科護理學，改爲統合性課程的護理學I、II、III。第二次是2001年於陽明大學實施的問題導向小組教學，見證當前大學護理教育的發展脈絡。之後，擔任臺灣護理教育評鑑委員、科技部及教育部計畫的複審委員，了解臺灣醫護教育的研究取向。教學方面，除了參與學士、碩士及博士班心理衛生護理學相關的必修課程，指導研究生之外，也開設「團體分析」取向的課程。研究方面，師承余玉眉的護理田野研究法，以照護病人的現場爲研究田野，每天結束照護病人後，隨即開始記錄自己與病人的互動，此觀察記錄與反思實踐的習慣，延伸至團體心理治療與教學的現場。經由紀錄的書寫，省察自身的作爲，又由現象學的互爲主體性、面對他者、存在與存有等觀點，深化對他者的理解與尊重，致力於探究照護關懷的本質。累積這些教學、研究、服務的經驗，建構一種融合團體分析、現象學、照護倫理等觀點的教學實踐研究。

　　回顧與小組教學的緣分，源自學生時代的小組學習經歷，每當自己陷落於疾病學理知識與技術的苦悶時，卻由臨床實習的小組討論中，找回學習的生命力與活潑性。擔任教職後的繼續進修，逐漸熟識團體分析的領域，發現團體分析的自由談可掌握老莊思想的逍遙自在與無爲而爲，使人能發展自性與自我導向學習，因此致力於將團體分析應用於小組教學。初

轉任至陽明大學時，安排暑期實習課程的每週小組討論，某次課程結束前，受到一位學生的質問，「爲何到四年級才有這種對話？」當時自己無言以對。幾年以後，護理學院余玉眉院長主持提升大學護理基礎教育改進計畫，本人擔任學科整合及問題導向學習之分項計畫主持人，著眼於辦理教師成長活動，提供教師體驗團體互動工作坊，推動小組教學，並以人本導向小組學習（person-based learning）取代問題導向教學（problem-based learning），充實護理教育的人文關懷。

小組對話的教學模式，不僅應用於專業養成教育，也有助於提升臨床照護的品質。本書主要匯整本人從事小組對話的教學研究著作，再次考量其可閱讀性而加以編修，並依文章內容性質將其歸納爲教學篇、對話篇、體知篇。教學篇是關於不同形式小組教學的學習歷程與內容。對話篇是介紹夥伴關係及自由談的小組教學。體知篇是呈現依小組教學而發展的身體感知識體系。藉著這些篇章，分享小組對話的教學實作經驗與研究歷程。並整理各章之小組教學性質於附錄二，以便讀者參閱。

本書的誕生，由衷感謝家人、師長、朋友、學生、同事以及團體心理治療領域的同好，出版的過程中，感謝五南圖書王俐文副總編輯及金明芬等編輯群的全力支持，王美惠協助論文匯集與整理，以及各雜誌社慨然允許轉載。

目　錄

教學篇

對話篇

體知篇

圖目次

表目次

各章出處

教學篇

第二章　生命的成長

出自：蔣欣欣、馬桐齡（1994）。生命成長之展現—「護理專業問題研討」課程之迴響。*護理研究*，*2*(4)，339-348。

第三章　小組教學的學習內容

出自：蔣欣欣（2002）。形構人本小組學習要素。*醫學教育*，*6*(4)，415-424。

第四章　對話與關懷

出自：蔣欣欣、陳美碧、許樹珍（2003）。小組教學團體的對話與關懷。*應用心理研究*，*18*，207-225。

第五章　反思學習

出自：蔣欣欣、許樹珍、曾雯琦、余玉眉（2011）。透過團體對話進行護理關懷的反思學習。*醫學教育*，*15*(1)，10-20。

第六章　閱讀療法

出自：蔣欣欣、楊秋月、陳美碧、廖珍娟（2018）。閱讀療法的團體運作——堂護理實作課程的分析。*中華團體心理治療*，*24*(1)，25-35。

第七章　教學的反思實踐

出自：蔣欣欣（2019）。臨床教學的反思實踐—精神衛生護理學實習課程。*源遠護理*，*13*(2)，21-29。

對話篇

第八章　醫護教育的夥伴關係

出自：蔣欣欣、喻永生（2006）。夥伴關係的傳承與實踐—西方醫護教育在臺灣的發展。*源遠護理*，*1*(1)，23-29。

第九章　小組教學的自由談

出自：蔣欣欣、王美惠（2019）。團體的相遇：團體對話的教與學。*中華團體心理治療*，*25*(2)，6-16。

第十章　團體中的話語

出自：蔣欣欣（2013）。經驗性團體中的話語。*中華團體心理治療*，*19*(1)，17-23。

第十一章　自由談的體驗與導引

出自：蔣欣欣（2015）。自由談的督導團體運作—精神衛生護理人員的經驗。*護理雜誌*，*62*(3)，41-48。

第十二章　帶領者的教育訓練

出自：蔣欣欣、陳美碧、劉淑言（2005）。兩階段訓練團體與專業我的發展。*中華團體心理治療*，*11*(1)，25-34。

第十三章　參與者的全人體驗

出自：劉盈君、林千惠、鍾明勳、蔣欣欣（2014）。全人體驗活動的對話教育。*中華團體心理治療*，*20*(4)，17-33。

體知篇

第十四章　臨終照護的情緒工作

出自：歐美、劉盈君、黃靖淇、招雁翔、李作英、蔣欣欣（2013）。護理人員在護持與承擔中的轉化—以臨終照護反思團體為例。*護理雜誌*，*60*(3)，31-39。

第十五章　人性化照護的感通

出自：蔣欣欣、廖珍娟（2017）。人性化照護的感通。*護理雜誌，64*(5)，50-58。

第十六章　照護行動的身體感

出自：蔣欣欣（2019）。照護行動的身體感。*護理雜誌，66*(5)，26-31。

第十七章　正念團體的身體感知

出自：蔣欣欣（2018）。身體感知：正念團體的反思。*中華團體心理治療，24*(2)，23-30。

第十八章　社會劇的人際互動

出自：林千惠、蔡孟涵、蔣欣欣（2017）。社會劇中的身體感。*中華團體心理治療，23*(1)，3-19。

第十九章　課程變革的介入行動

出自：蔣欣欣、余玉眉（2005）。大學護理課程之變革歷程—教師行動分析。*護理雜誌，52*(2)，56-60。

逃難時，凡有稍長的休息時間，在農田的曬穀場上、露水未乾的牧場邊，學生一圈圈圍坐，他們便講些功課……。這些老師，在這樣的情境之下，教的不僅是功課，更是獻身與愛，自尊和自信。

（齊邦媛，2020）

第一章 導言

　　任何一個年代，教師們都肩負者生命價值傳承的使命。然而，如何傳承？

　　對人心靈的看法影響我們對教育的理念與作法，西方學者指出如果相信「人心爲白紙」，白紙需要外力介入才能產生色彩，就會認爲教學的任務是促進學生思維能力的發展和客觀知識的獲得，類似於計算機似的輸入、作用、輸出過程；如果相信「人心像是一顆種子」，而種子裡面蘊含它成長所需要的養分，則重視提供滋養的環境，讓人擁有於內心世界與自己相處、以及面對外在世界的生活能力。中華文化的道統裡，孟子主張人性本善，認爲人本身就具有惻隱、羞惡、辭讓、是非之心，爲仁、義、禮、智之端，故能以盡心養性，陶養自身。荀子以人性本惡的觀點，認爲人需要教化，才能積善成德，也指出人爲萬物中最爲貴者，「水火有氣而無生，草木有生而無知，禽獸有知而無義，人有氣有生有知亦且有義，故最爲天下貴也。」作爲一個人，身處於世，最可貴的是具反省感知能力。

　　處於基因體醫學與人工智慧科技不斷更迭的資本主義潮流中，身爲教師的反省是，大學如何維護其追求知識眞理的清流？大學的學術殿堂裡，教師、學生與知識，誰是主人？如何教？教什麼？

　　追求知識的教育歷程裡，當大學被資本化，知識被量化，知識成爲主人，教師與學生都淪爲追求知識社會價值的工具，那麼難以被量化的師生互動，就容易被邊緣化。當學習被量化、人性化約成數字，身體僅被視爲知識的載體，忽略身體的需要與情感的訴求，也就輕忽學習的情境性與文化性。

　　實際上，學習是身、心、靈同步，經由對話促成身體與環境互動，學習主體通過認知、情緒、意志、行為的整體活動，不斷完善與豐富自身的心智體驗，不僅由環境中學習，也塑造著環境。尊重身體經驗的體知學習，可以減少知識導致的異化，不會盲目服從於知識生產體系。心理學家Maslow認為教育應培養健康的潛意識、健康的潛能、健康的直覺，學習不僅是知識與技能的成長，更要學習健康、愉悅、創造性的人生。他進而指出，人不是僅滿足基本的生理需求、心理需求、自我實踐的需求，還有更高層次的超越個人之靈性需求（圖1-1）（李安德，1997；Maslow, 1993a）。小組教學，提供一個對話與體知的場所，促進人的超越性。

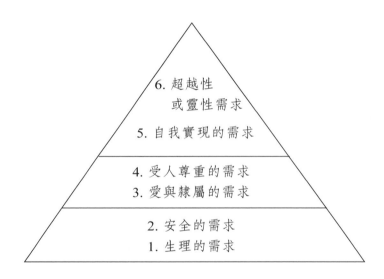

圖1-1　Maslow的需求理論

取材自：李安德（1997）。*超個人心理學*。臺北：桂冠。173 頁。

對話教育

對話教育，是透過對話激發學生的思維與好奇，開啟其內在的意識與思想，產生意識的覺醒。意識覺醒的重點，是幫助學生自我肯定而避免盲從，由依賴教師或權威規範的被動學習型態，轉化成反思實踐的主動學習型態，活用所學的知識技能（Freire, 2000）。

對話需要多感官的身體參與，包括書寫、言談、演劇、感觸、實作。對話不同於辯論，辯論著重的是以邏輯意義說服他人；對話是要了解他人和自我，產生新的意義，認識到自己是如何與人互動，成為一個勇於聽自己內在聲音的強者。小組對話時，大家依據過往的經驗和觀點，在此時此刻共同地思考，形成對於未來行動的期待。當人真誠地面對自己的生命經驗，透過他者經驗的映照、他人的話語、以及現場他者激發的對話，自身不僅向外觀察聽者的回應，同時也向內體察自身的反應，真實地訴說自己的感受想法，同時也挑戰自己的陳述（第十章）。使人由填鴨式堆積知識、忽略主體特殊性的「為他存有」壓迫結構，轉為嚴肅地反省自身存在的「為己存有」思維（宋文里，1995；陳榮華，1998；Buber, 1988）。源自現實經驗中的諸般紛擾，在團體對話中，暫時的停歇，使人得以重新觀看自身的經驗，深化生活與生命的內容。

體知學習

體知學習（embodied learning），重視教學情境中的身體感，主張學習是由身體的五感，以及心智直覺與周圍環境的相互作用。此學習不是僅以抽象思考與世界接觸，更以活生生的身體各種感官去感覺與觀察所處的世界，涉及體驗、體悟、體會、體察乃至體諒，並且源源不斷產生

意義的「做中學」；不同於傳統教學中學習與生活經驗是兩條平行線的「聽中學」（杜維明，2002；范琪、高玥，2018；葉浩生，2015；Dixon & Senior, 2011; Skulmowski & Rey, 2018; Stolz, 2015）。

身體，不僅是生理的構造，也是對自我本身進行思考或展開自我與外界聯繫的起點（蔡璧名，2008）；身體是肉身化的主體，不僅映照著我們存在的樣貌，也是知覺與學習的指揮者與執行者。以觀看、觀察、覺悟參與學習，有時是不具意圖的面對眼前的人物，不怕忘記，也不要求自己要記住的觀看（looking on）；有時是有意圖的留意眼前的人物，盡可能找出其特質的觀察（observing）；有時是當一個人出現時，感覺他似乎傳達什麼，但我說不出來，卻逐漸覺悟（becoming aware）其與我的關係。對我產生的意義，並不是他說的，而是我自己覺察的（Buber, 2002）。近年由於鏡像神經元（mirror neuron）的發現，了解這種由對外物的觀察而誘發的運動神經系統的激活，產生語言的理解、情感的感同身受等，以及在想像中模擬現實世界事件以促進學習的神經生物學基礎（葉浩生、肖珊珊，2017）。在專業問題研討課程，由參與觀察與對話的自我觀照，產生自在自得與人文關懷的生命轉化（第二章）。透過師生對話，共同探究存在與理解真實，不僅是學生的學習，也是教師的成長。

體知學習，除了促成聞見之知，更能發展德性之知。聞見之知，是通過感官而獲得有關外界的知識；德性之知，則有「體之於身」的實踐意義，是從事道德實踐必備的自我意識；聞見之知可真可假，德性之知是真知，但需要反躬修己的學思功夫（杜維明，2002）。身體與世界互動產生的情感，引導仁義禮智的行為；當欲望超出人之常情，則是人可以用功的地方，即由「喜怒哀懼愛惡欲」的情感身體經驗，檢視自己理知的欲望、價值觀，減少不合宜的行為舉止（第十六、十七章）。

培養學生德性之知的方式很多，其中最有效的是小團體對話

（Maslow, 1993b）。在團體中，人可以暫時遠離身處的現實限制，善用五感以及直覺，透過團體的體驗與議題的引導，進行反思學習，由別人身上發現未被意識到的自己，形成融合多方投入的理解或行動模式。學習者不再是只依「聽講─記憶」的模式學習，而能由自己的實踐與反思獲取知識，並賦予知識意義，充實專業素養（蔣欣欣，2015）。擺脫「表面上看來謙遜有禮、內在卻是死寂的空虛。」的假我（false self），邁向能自發且自由地感覺，能夠創造、能夠與人靠近的真我（true self）（Winnicott, 1971），進而提升超越個人之靈性層次。在閱讀詩作的對話課程，經歷著認同、淨化、領悟，陶養其人性情懷（第六章）。在護理導論課程，學生由訪談護理人員、生病的人，以及小組討論，好奇地主動探索知識、經驗世界，最後發現自己生命中的重要價值（第五章），這種來自觀看、觀察、實作與覺悟的學習，將永遠長存於其肌理筋骨。

人本導向的小組教學

　　人本導向的小組教學，是源自尊重身體主體性的體知學習，以及關注學習氛圍的對話教育，經由對話省察彼此的學習或生活，改變對自己經驗的體認，提升自我意識。採用自由談的小組教學，是營造一個自然的學習氣氛，以整體性的身體感覺進入深度與廣度的生命空間，容易促成自我生命的醒覺與開展，陶養人性情懷，以及體認普遍人性而生成對他者的人文關懷。

　　學習，不僅是閱讀、觀看或聆聽，而需要透過自身與外在他者的對話，小組教學使人由客觀界、主觀界，進入超主客界，體認自身的存在處境，開發心靈境界（柯慶明，2000；唐君毅，1986）。

　　客觀界，指顯現的自身與外界事物。我們的人性，通常不在抽象的

思維中反應，而總是在面對具體的生存情境之際才會自然流露與表現。「團體就是讓我們不斷的有機會說，與聽別人說。」在團體的聽與說之間，引動個人的情感（emotion），包括身體感受（feeling）與情緒經驗（mood）。「感受」是鮮明的、短暫的前景，「情緒」是模糊的、潛藏的背景，與情境及個人成長經驗有關的氛圍，最初是說不清楚。這些情感經驗，成了我們生命反應的某種表白，引發我們對情境狀況的覺知，由瑣碎浮表、片段雜亂的知覺，進入個人的意識層面，給予關注，並試圖找到統一它們的內在基點。

主觀界，是開始清楚而真切的反觀自身，認識到自己與情境之間深切的連結，覺察到自身的情感，包括具體的感受與理不清的情緒，有人形容「這團體就像是一次旅行，我們坐上一列火車，坐在靠窗的位置，放眼望去，許多景色映入眼簾，很多畫面會勾勒起從前很多回憶（人、事、物）。」此單純自明的純粹感受性，有時可以訴說；有時，只是「有所感」，卻說不清楚。經由對話，話語被喚出，說出那其實已經存在著想要表達的情緒。

超主客界，則是思緒跳脫原有的思維與情感，與原有現實功利的態度暫時隔絕，對生活取得美感的距離與觀照的高度，穿梭於不同時空的觀看，體驗到心靈的真正開展擴大，邁向一種生命智慧的體驗。「團體中的時空與感受是現在，記憶則可能推回從前，但這一切，竟會賦予當下的自己，有不太一樣的感受，但最重要的，是自己到底得到什麼，學到什麼。」新的感知，陶養著對人性的了悟，以及對情境的容納，此心靈境界的轉折是經由團體中語言與非語言的表達，及其深層意涵的流動。

自由談的對話團體

自由談的小組學習，如同日常幾個好友閒話家常，但卻將話語當成思考對象，並發覺其所蘊含的問題意識。形式上是教師帶領6至8位學生，以正向的互賴關係，面對面的互動。注重此時此刻（here and now）的經驗流動，以自由表達營造無害、去擾、包容、祥和之氣氛，引發主動及創意，得以共同探究生活世界。透過語言捕捉複雜的心靈活動，藉由內在深刻的人性，反映外在世界的廣大豐富。自由談對話，雖源自英國團體分析學派（蔣欣欣，2013a；Foulkes, 1991），但其注重取消主體有為的操控欲望，調整身體與他者（物）共在的柔和氣氛，一如莊子的物我相遊，讓人卸除對物的機心目的，彼此共在而相忘相遊（賴錫山，2015）。其討論方法是：

1. 學生彼此面對面圍坐一圈，沒有既定流程的團體。

2. 沒有預定的團體討論主題，是以學生當時所想要談的議題為主，讓團體自然進展。

3. 學生可以自由自在的表達自己想說的話，並且自然地注意其他人所說的。

這種團體重視自發性，需要運用身體的五感，保持身心放鬆以維護清明的知覺。特別是在團體的前十分鐘，鼓勵學生聆聽自己內在的感知而加以陳述，這時，不必對所聽到的話語做回應，只是專注地聽自己與說自己（第十一章）。這種自說自話，是引導其聆聽內在真誠的聲音，同時基於話語的不被預先設定，具有不可預期的開放性，以促發新經驗的產生。

團體是個有機體，自有其內在的動力。在團體互動中，人不是主體，話題才是主體，話題是藉著身體自我和情境的呼應、感應而生的。對話者無法預知他將會提出什麼問題，只能面對課題。等待問題降臨，再整理

它、提出它（陳榮華，1998）。一位團體的觀察者，提到，由自身出發的自由談，先不對話，這段時間的「聆聽」很重要，聆聽自己、聆聽他人，然後再啟動「說」（宜芳，2021課堂觀察）。

小組教師的角色

自由談的團體，教師營造一種自然的學習氛圍，具有連結學習主體與客體的「間位性」，創造一個情感空間，使身體主體感受到自身的同時，也感受到所置身的環境。因此，教師在帶領小組對話時，像是位隱身的存在者，減少干預團體的運作，提供一種沒有吵雜的關懷，一種不去干擾的為他存在。當帶領者愈不介入，團體成員就愈能主動參與（第九章）。

教師是團體的跟隨者，古希臘哲學家蘇格拉底（前470年－前399年）以接生婆形容自己所擔任的角色，他認為自己並沒有多少理論，但知道要如何判斷這些理論是否具有價值，並將理論的種子散布給其他人。團體對話時，教師對於將出現的議題也是一無所知，只能聆聽並等待話題的出現。此時，教師需要相信團體與自我檢視，相信團體自然地運作能生話題，節制想要說話以及掌控的欲望，才能不干預，使學生放下依賴而產生主動性。即使是安排課前閱讀的小組討論，也可以把握此原則，讓學生自行發言，教師適時引導，避免小組討論落入輪流報告PPT的小型演講。引導，是將團體中傾向於理論或概念的所說（said）轉成能有生發性的言說（saying），當團體出現「照顧病人需要有同理心」，這種缺乏討論空間的話語，不容易產生對話，就可以請學生以他自己的經驗說明之。由描述實際情境的人事時地等場景，提供其他人想像的空間，容易提出不同的觀點。時常這種說出的說話者不是先了解，後以語言說出它；而是在語言的說出中了解它，「了解」是完成在語言的說出之中（陳榮華，2013）。

教師是學習環境的營造者，如同大地孕育萬物，「生而不有」，不去控制的被動且接納，以一種道家的無爲（Maslow, 1993b），進行全方位的觀看。此觀看涉及個人的心理動力及團體的角度，以橫觀、綜觀、順觀三種角度，探問個人內在、團體內、團體與個人的互動：1.橫觀，是對當下情境，當下刺激的反應與當時生活情境的關係；2.綜觀，是關於過去史，當下對其他人或帶領者的反應與過去生命經驗的關聯；3.順觀，是個人態度，與其潛意識的內在衝動或防禦機轉的關係，或是與身體意象的關聯，思考其個人的背景與經驗，建設性使用團體資源。

基於教師是執行人本導向小組教學的關鍵人物，本書將介紹兩種以實作培訓小組教學師資的方式。一是以同心圓圍坐的魚缸式團體（圖1-2），提供兩階段的小組教學觀摩與體驗，教師由觀摩小組教學（第六、十七章），思考自由談的引導教學方式，以及接續的團體討論，體驗

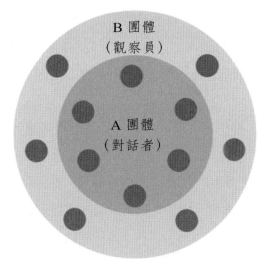

圖1-2　魚缸式團體

此團體分兩階段進行，第一階段 A 團體運作，第二階段 B 團體運作。（A、B 團體可對換互為觀察員）

團體與自身的連結（第十二章）。另一是全人體驗團體，此團體內容由成員共同參與決定，成員的自主性較高，適用於教師本身的成長活動（第十三章），這兩種方式都以實際體驗進入理解小組教學的運作。

教學實踐研究

採行小組教學實作的教學實踐研究，通常不是「從問題到現場」，而是「從現場到問題」（黃瑞琴，2010），在每日的生活或教學現場，經由主動參與、自在地溝通、情境的觀察，發展學術的研究興趣和問題。此研究具有教育實踐與知識建構兩個面向。教育實踐方面，教師是自己教學現場的探究者，勇於檢視自己與學生的互動，像心理學家一樣，多聽少說，引導學生正向的認識自己以及接納他人（Jersild, 1952）。知識建構方面，教師研究者，致力於把主觀體驗的現象，理出頭緒，說出它的意義（Rogers, 1961/2014），將既有的預期、解釋、理論，先要置入括弧中，避免先入為主的論斷，這種現象學研究取向的教學實踐，不僅引動學習者的自發性與創造性，也促進教學研究的開創性（Cohn, 1993, 1996, 1998）。

此教學研究，屬於過程取向，是對於情境的狀況與自我反應，進行較大的省思。對情境狀況的覺知是先於對自我反應的覺知，由情境狀況的感受，對存在狀態的醒悟，而將意識提升到另一更高的觀照點，知覺到自我所潛藏的某種內在本性。正確地把握經驗的直接意義，對這種經驗的直接意義加以安排組合，產生超出這些「直接經驗」之意義總和的，更高的「整體意義」（柯慶明，2002）。

研究過程中，教師除了親身設計課程、進入教學現場之外，書寫教學紀錄，有助於再次思考自己的真實經驗與感覺，創造一個經驗秩序，透過

文字形構與經驗歷程，表達出觀照生命的智慧。此過程不可忽略冥想，冥想與思考有別，思考是理性的，邏輯的，是既有經驗知識之延長，冥想則「身外無物，體內無塵」，是不受限於行動者的想法或意念，不是重視技術的產品取向，超脫既有經驗知識之「神思」（王鼎鈞，2011）。

此研究進行方式，如同行動研究，每次的小組活動均留下過程紀錄，此事件的紀錄成為反思分析的素材，提供下次小組課程的參考。實施步驟如下：

一、初步分析（教學現場）

（一）每次團體結束後，閱讀團體過程紀錄，找出該次團體互動涉及的議題，約3至5個議題。

（二）引用團體內的話語，作為說明各議題的資料。

（三）形成該次團體的摘要，以一頁為宜。必要時可於文末加入相關概念。此團體摘要，可在下次團體前提供給團體成員，成員可回顧自身的體驗，也助於驗證資料可靠性與真實性。

二、次級分析（進入文本）

（一）依據初步分析的議題資料，繼續比較各團體議題間的關連與各自的性質，加以歸類。通常可以歸納出三個群落類別，若類別太多，表示尚未理出頭緒，也不容易呈現意義。

（二）當議題或事例的群落形成，則找出各個同類議題或事例的特性，產生該類別的名稱（主題）

（三）依據前述事例的性質，產生該類別名稱（主題）的操作性定義。

三、概念分析（文本對話）

（一）閱讀相關理論文獻。

（二）以相關的理論觀點，再次閱讀各主題及其案例資料，建構各個主題間的關係。

（三）產生研究結果的概念架構，並再次回歸原始資料，思考此架構之合宜性，並與同僚討論修定，確定其可靠性。

四、書寫報告

質性研究成果的書寫，能以不同的形式表達，無論是學術論文格式，或以小說、詩詞呈現，都是源於自己的真實經驗與感覺，透過寫作，不僅發現自己的想法，並能將經驗的知識與情感，以一個意義整體全部統一起來，成為一個整合的現象。對於這個整合，可稱為全然貫通，這是一個不斷自我挑戰與修訂的修改過程。

採用論文格式的書寫時，其初步結果中的每個主題，需由眾多事例中，至少選取兩個典範事例，作為書寫研究結果的素材（第十四、十五章）。初稿，須請同僚或參與者審閱，蒐集大家對初稿的意見，並依此調整與修改，此過程可重複數次，讓資料的意義在切磋琢磨中得以誕生。

結語

人本導向的小組教學，是基於對話教育與體知學習的立場，由教師引導學生真誠地面對關係、知識、情感，以在世存有（Being in the world）的立場進行對話，整合學習與生活經驗，促進自我發現、自我定義、與自我引導。自由談提供一種重視主體與客體，以及共同實存的氣氛，使得小組教學能透過身心兼用、身心相通，由身體感知提供行動的線索。立基於

身體經驗的體知學習，不僅檢視聞見之知，也培養道德實踐的德性之知。
本書將於教學篇介紹此小組教學的幾個重要元素，包括學習歷程、學習內
容、以及教師角色。學生真誠地經由體察、省察、啟發的學習歷程（第
二、五章）；在對話中，覺察自己的學習方式，體驗知識的建構，學習提
問與思考，省察過往的經驗，建立夥伴關係（第三章）；並透過對話，發
展關懷的能力（第四章、第六章），教師則依教學情境而適時、適地、適
性的導引，以直接、間接或隱身的「間位性」參與教學（表1-1）（第七
章），滋養學生的人性情懷，陶冶其人文關懷。教師在小組教學現場，不
僅創造學習氛圍，也經由自身經驗的體察，設身處地的省察，促成小組教
學的教育實踐研究。人本導向的教學中，師生的在場，彼此的薰染，深化
彼此的生命空間。

表1-1　人本小組教學的要素

學習歷程（真誠性）	學習內容（對話性）	教師角色（間位性）
體察 （豐富的園地／驚奇） 　學的氛圍 　教的態度	學習方式的覺察 建構知識的體驗	直接參與的積極分享
省察 （自我觀照／身陷其中） 　主動探索 　相互學習 　訓練思考	思考與提問的學習 過去經驗的再現	隱身存在的價值增入
啟發 （自我轉化／包容） 　認識對話的價值 　省察護理的關懷 　設立人生的目標	夥伴關係的建立	間接參與的衍生創意

參考文獻

王鼎鈞（2011年1月9日）。作家常有的生活習慣。*聯合報，副刊版*。

李安德（1997）。*超個人心理學*。臺北：桂冠。

宋文里（1995）。「批判教育學」的問題陳顯。*通識教育季刊，2*(4)，1-15。

杜維明（2002）。論體知。*杜維明文集第五卷*，（329-376頁）。武漢：武漢出版社。

柯慶明（2000）。*文學美綜論*。臺北：大安出版社。

范琪、高玥（2018）。從離身到具身：身心融合的學習方式與其教育意義蘊含。*江蘇師範大學學報（哲學社會科學版），44*(1)，133-137。

唐君毅（1986）。*生命存在與心靈境界*。臺北：臺灣學生書局。

陳榮華（1998）。*葛達瑪詮釋學與中國哲學的詮釋*。臺北：明文書局。

陳榮華（2013）。高達美實踐智（phronesis）與道德生命的成長。*現代哲學，2013*(1)，74-81。

黃瑞琴（2010）。*質的教育研究方法*。臺北：心理。

葉浩生（2015）。身體與學習：具身認知及其對傳統教育觀的挑戰。*教育研究月刊，423*，104-114。

葉浩生、肖珊珊（2017）。鏡像神經元與心智的具身性。載於葉浩生（主編），*具身認知—原理與應用*（99-121頁）。北京：商務印書館。

齊邦媛（2020年11月4日）。【閱讀‧歷史】弦歌不輟在戰火中。*聯合新聞網*。取自https:// https://udn.com/news/index

蔡璧名（2008）。疾病場域與知覺現象：《傷寒論》中的「煩」證的身體感。載於余舜德（主編），*體物入微：物與身體感的研究*（166-203頁）。新竹：清華大學。

蔣欣欣（2013a）。*團體心理治療*。臺北：五南。

蔣欣欣（2015）。團體對話中的自我反思—精神衛生護理人員的經驗。*護理雜誌，62*(4)，73-81。doi: 10.6224/JN.62.4.73

賴錫三（2015）。《莊子》的自然美學、氣化體驗、原初倫理：與本雅明、柏梅的跨文化對話。*文與哲*，26，85-146。

Buber, M. (1988). *The Knowledge of Man*. Amherst, NY: Humanity Books.

Buber, M. (2002). *Between Man and Man*. London: Routledge.

Cohn, H. W. (1988). Phenomenological elements in group therapy: Papers from continental Europe. *Group Analysis, 21*(4), 283-287. doi: 10.1177/0533316488214001

Cohn, H. W. (1993). Martix and Intersubjectivity: Phenomenological Aspects of Group Analysis. *Group Analysis, 26*(4), 481-486. doi: 10.1177/0533316493264008

Cohn, H. W. (1996). The philosophy of S. H. Foulkes: Existential-phenomenological aspects of group analysis. *Group Analysis, 29*(3), 287-302. doi: 10.1177/0533316496293002

Dixon, M., & Senior, K. (2011). Appearing pedagogy: from embodied learning and teaching to embodied pedagogy. *Pedagogy, Culture & Society, 19*(3), 473-484. doi:10.1080/14681366.2011.632514

Foulkes, S. H. (1991). *Introduction to Group Analytic Psychotherapy*. London, UK: Maresfield.

Freire, P. (2000). *Pedagogy of the oppressed*. New York, NY: Continuum.

Jersild, A. T. (1952). *In search of self*. New York, NY: Teachers College, Columbia University.

Maslow, A. H. (1993a). Toward a Humanistic Biology. *The Farther Reaches of*

Human Nature (pp. 3-23). New York, NY: Penguin Group.

Maslow, A. H. (1993b). Goals and Implications of Humanistic Education. *The farther reaches of Human Nature* (pp. 173-188). New York, NY: Penguin Group.

Rogers, C. R. (2014)。*成爲一個人：一個治療者對心理治療的觀點*（宋文里譯）。新北市：左岸文化。（原著出版於1961）

Skulmowski, A., & Rey, G. D. (2018). Embodied learning: introducing a taxonomy based on bodily engagement and task integration. *Cognitive Research: Principles and Implications, 3*(1), 6. doi:10.1186/s41235-018-0092-9

Stolz, S. A. (2015). Embodied Learning. *Educational Philosophy and Theory, 47*(5), 474-487. doi:10.1080/00131857.2013.879694

Winnicott, D. W. (1971). *Playing and Reality*. New York, NY: Routledge.

任何人能夠給你的啟發，

其實都已經在你知識的曙光中半睡半醒。

老師漫步在神殿的暗影中，

走在門徒之間，

他們奉獻的不是智慧，而是信念與愛心。

若他確實睿智，就不會吩咐你進入他的智慧之屋，

而是引導你跨越自己心靈的門檻。

  ——卡里・紀伯倫《先知》〈教育〉（趙永芬譯，1923/2017，132頁，

   野人文化）

教學篇

第二章　生命的成長

摘　要

　　本文的目的是探究學生們在分組活動的學習與成長。經由護理學系四年級下學期「護理專業問題研討」課程的分組討論運作內容，以敘事分析的方式，整理蒐集學生的學習心得與課堂討論紀錄。結果發現學生在豐富的園地裡，藉著自我觀照，出現生命的轉化。此外，分別由「生而不有」、「欣賞的批評」、「用心若鏡」三方面探討教學的態度。

關鍵詞：學習、敘事分析、豐富的園地、自我觀照、生命轉化

絮語：

　　直到四下的專題討論報告結束，我才恍然大悟，原來一個成功的題目議題，不僅要嚴謹，最重要的是引發聽眾們知識性、感性、人道主義、內省式的啟示。（29頁）

前言

　　假若教育的目標是在培養健康的國民，那麼教師們如何負起這樣的責任？假若護理教育是在培養促進民眾健康的專業人員，那麼在教育過程中學生是如何地成長？本研究目的是經由「護理專業問題研討」的課程探究學生的成長。

　　大學護理學系的課程，除了通識課程之外，需要在專業課程裡，注入人文精神（李明明，1993）。尤其護理學是屬於人性化的科學（human science），不同於實證科學的經由部分以認識整體（Smith, 1994），而是對生命整體的終極關懷（余玉眉，1986；杜維明，1990；Benner, 1984 & 1989; Bevis, 1993; Leininger, 1981; Swanson, 1992 & 1993）。關懷能力的培養需要經由個人內在生命的體認與轉化（transformation），很難僅經由知識上、技術上的傳授，知識與技術只是得到經驗的工具（Benner, 1984）。關懷他人的能力，來自實作中鍛鍊，課室教學如何觸發學生內在生命的體認？如何孕育關懷的素養？

　　正式課程雖以認知為主，但也存在著影響學生態度、感覺、價值的潛在課程（hidden currieulum）（陳伯璋，1992）。以考試導向的學習，常造成同學間的競爭，師生關係的緊張，難以產生引發成長的談話（empowering conversation）。師生之間有思想的、持續的書寫交流（writing-to-leam, WTL），可以使老師進入學生的思考過程，老師成為學習過程的主動參與者（active participant），而不只是判斷學習成果的評值者（Lashley & Wittstadt, 1993）。引發思考、培養判斷力，敘事性的對話（narrative dialogue）將是二十一世紀的教育學（pedagogy）（Diekelmann, 1992）。

　　老師創造一個關懷氣氛的學習環境，如同護士營造促進療癒關係

（healing relationship）的氛圍，其中活化了希望、找到彼此了解的語言、幫助使用社會資源（Benner, 1984）；教學現場的師生互動，類似護病間的關係，需要考慮希望、了解與社會（顧忠華，1993）。因此，課程設計時，必須考量老師與學生所處的社會，在課堂上開放出生命的自由與人格的平等。關於自由，西方學者泰勒也指出人擁有的是情境的自由（situated freedom），不是完全的自由（radical freedom）（Benner, 1989）；另外，老子的「生而不有，為而不恃，長而不宰」開放出生命的自由，即天地滋潤萬物，使其自然茁壯（無不為），其中天地並不居功，不要求（無為）；另外，莊子〈齊物論〉提到「天地與我並生，萬物與我為一」（王邦雄，1989；張默生，1973），展現眾生平等，人格的平等。這個學習環境提供著對「人」存在意義的尊重、個人與群體關係取向的調整、包容並納的心胸。

中國思想著重生命與德性的具體實踐（牟宗三，1975），由內在超越的觀點發掘「自我」本質（余英時，1990），然而現代化的社會裡，常以知性化、理性化來看待世界，著重可計算性，工作不再是表現人性的場所，卻是埋沒人的想像力、創造力及自發性的地方（石元康，1992）。在這個時刻裡，關懷生命，表現人性發揮創造力，是護理教育者的重要任務。

方法

作者以老師的身分，擔任「護理專業問題研討」之授課教師已多年，此科目原為一學分的必修課程，為因應1993年修改為兩學分，增加小組教學的互動，這樣的課程設計，對學生會產生什麼樣的影響？

一、課程介紹

　　本課程提供給護理學系四年級的學生，此時期學生面臨畢業，需要整理自己的學習經驗，確認本身的能力；也需對未來有些思考，增強日後的適應。學期的第一堂課，除了介紹課程目標、進行方式、評值方法等，主要在說明小組討論方式與八項討論方向，其中三項（性騷擾、生涯規劃、團體互動評析）是新增的議題，學生根據個人興趣，選定自己討論的組別與方向。由於學生都修過精神科護理學，了解團體動力，因此安排四次團體討論的時間，47位學生（均為女性）在約二十坪的平面廳室中，每六至八人圍成圓圈形成一組，共有七組，每組自行選定組長，根據選定的題目，進行小組討論，同時有一位學生擔任觀察員，兩位老師分別擔任引導者（facilitator），依學生需求機動式地介入不同的討論。另安排數次蒐集資料的時間，協助學生實地訪問參觀。最後，七週時間在護理學系的視聽教室，每組自訂題目（表2-1），提出四十至五十分鐘的報告與討論。

表2-1　專業問題研討之主題

題目（期末學生自訂）
1. 性騷擾——護理人員因應之道
2. 淺談 ICU（加護病房）護理人員對壓力的調適方法
3. 看誰在說話——關於護理人員法第三十七條
4. 軍護生涯規劃
5. 生命的故事——談護理人員臨床倫理問題
6. 蛻變——護生到護士之轉換過程與調適
7. 護理機構——談護理之家

二、資料的蒐集與分析

　　課程結束後，請學生書寫回應兩項開放式的問題，（一）請寫下我最喜歡的題目，喜歡的理由是什麼？（二）整個過程中我學到什麼？此份資料、課堂討論記錄以及課程大綱，是為本研究分析的資料。分析之前，研究者先評析自己對學習的觀點（deconstruction），再捕捉（capture）資料中的現象，先對該現象存而不論（bracketing），去思考每個現象的本質，再歸類建構（constnration）這些現象，最後將建構的意義回歸原有的自然情境（contextualization），形成整體的架構，並依據架構統合文獻與資料的部分，進行繕寫（Denzin, 1989; Miles & Huberman, 1994; Riessman, 1993）。由於研究者浸潤此課程多年，已有些想法，但為更深入認識學習者的世界，在教學過程中常作自省的自我對話（Addison, 1989）；為提高分析結果的可靠度，不僅採用正向的資料，同時引用負向的資料，以促進資料的真實性；此外，除請同仁審視資料，並將資料分析結果回歸於學生，了解其回饋，以增加資料的可審核性與適合性（Miles & Huberman, 1994）。

結果

　　經由不斷比較蒐集的資料，找出學習者的成長歷程，是來自豐富的園地、自我觀照，促成生命的轉化。

一、豐富的園地

　　豐富的園地，意指其擁有的學習環境，在空間上，包含課程本身及課外環境中的人事物；在時間上，包括課程進展的當時及過去的學習經驗。

　　各組學生依其需要分別訪問環境中不同的對象，包括身邊的同學、學

妹到畢業的學姐、護理界傑出前輩，以及病人和其家屬，一位同學這樣形容她的經驗，

從書本講義上，我們向外跨出，好像新聞系學生要採訪，像地科系學生要實地探勘地質，像戲劇系學生要演一齣舞臺劇，我們將護理搬上講臺……。

關於課程的設計方面，有位學生的觀點，四年來少有如此活的課程，不同的學習方式，老師不必在學生背後push push，用考試來看學習效果，而是給我們更大的空間，經由討論方式來請教老師，在當中更學到如何審慎訂出探討問題的核心，每個主題有不同的特性，怎樣的呈現最貼切……。

期末報告的課堂上，學生們不僅對性騷擾、生活壓力、生涯規劃有較清楚的認識，也明白自己即將面對的環境，擬出該有的生活態度。談到「護生到護士之角色轉換與調適」的議題，出現如下的回應，由於我們面臨護生要轉換到護士之角色，心裡難免有些緊張，不知未來如何，真有前途茫茫的感覺，幸好這一組同學介紹這題目，讓我們知道歷屆學姐在各家醫院工作的情形，以及她們給我們的建議，讓我們心裡有些準備。

學生也意識到，課程的主題安排依照時代的脈動，討論的七個議題都很跟隨時事，當日後我們在課堂上討論性騷擾時，報章新聞上也正很熱絡的爭議著這個問題。有位同學提到，七週來的報告，讓我有一種充實感，彷彿去聆聽演講般精彩，然而，其生活化與親切感，卻是聆聽演講換不來的。

二、自我觀照

自我觀照，意指人對自己的觀察與照現。每個人所陶成的態度是他自己在實地觀察、在爭辯中、在自省中完成的。經由實作的參與觀察，跳出

自己原有的基模，產生對話，引發另一種觀點。這部分包括當下的生活與過去的經驗。

（一）當下的生活

學生意識到觀察員的存在，並學習由第三者的角度省察自己的學習態度。

團體討論時，每組都有一位固定的觀察員，他們提到觀察員的出現，使自身在話語離題太遠之際，能夠知所警惕，觀察員的角色似面鏡子，讓同學藉著「鏡子」看到自己，孕生自我引導的能力。

在學習態度方面的自省，出現不同的形態，一位提及，團體報告中，喜歡討論的那段時間，如老師說的「那才有感覺！」對！就是這樣，大夥兒把心得感想提出來分享，雖有冷場，總有人解圍；當把所聽到的報告，經過自己思考，融合一下，和同學分享時，對這主題領受更深，可能又該開另一思考之門，再多想些，感覺好棒！另一位同學自省其個人的學習，她提到，捫心自問，自己真正參與聽其他組報告的次數實在少得可憐，說是大夜剛下班，還是醫院實習忙碌煩瑣，都只是藉口罷了，反正滿後悔就是了，時間奔逝不再復返，自己最好曉得現在在做什麼。後者跳脫自身的自我觀照產生想改變現狀的心境。

（二）過去的經驗

課程互動的過程中，記憶裡的事物，因外界事物的牽引而再被提起，促使他重新審理過去經驗，再度正視自己的內心世界，這種生命中過去與現在事物的交織，消解過去未完成的事，以開創新的格局。

一位學生在透過「性騷擾」的議題，整理過往的經驗，寫到，當時（上課）很用心聽，只因它可能發生在我身上；再加上，剛到醫院實習基

本護理，就遇上此問題，當時不知如何處理，只是面不改色的走了。當事情發生的剎那，我幾乎有點呆了，從沒想過如此的問題，竟然發生了，回校的車途中，告訴了老師同學，沒有人理會我當時的心情，在乎的是，發生的經過，以及為何不馬上告訴老師或病房護士小姐……。這段經驗呈現出個體藉著議題的引導，不再壓抑而能真誠地面對不愉快的過往。

另有位同學在報告後，省察面對CPR（心肺復甦術）的不同場景，找尋自己的觀點，提到，報告完「生命的故事」，讓自己聯想到一個問題，這陣子實習過程中，曾遇到兩個案例，其中一位病人及家屬，皆拒CPR急救，且簽證明書，當血壓下降時，醫師護士沒給予任何急救，病人因此很安詳的走了；而另一位病人，當他血壓下降時，就給予CPR急救，全身上下布滿機器及管子，靠著這些外來物維持生命，病人在無意識下度過一夜，隔天還是走了。這兩種方式何者為優呢？如果，結果都一樣，當然前者較佳，一個完整的人，就是所謂善終，只因還未做之前，我們不知結果如何……。

三、生命的轉化

在豐富的學習園地裡，真誠地與環境互動，觀照自身的生活，引發出生命的轉化。是徹底明白自己所面臨的，並且真誠地面對自己的生命，其中包括自在自得與愛人的能力。

（一）自在自得

體驗當下，不去汲營於無法掌控的事，處於「自在」的自然狀態，此時能夠消解個人的執著，而開發無限的精神空間，虛靜地面對自己，對事物形成新的觀點，是「自得」的處境。

一位曾經煩惱自己畢業後出路的同學，在分析自己的人生觀以及外在

環境的特性（生涯規劃），之後提到，經過此番思索得到一個結論，不管選擇哪裡，我都會選其所愛，愛其所選，日後絕無一句後悔，因爲縱使把所有的因素都考慮到，也不見得能選擇最好的路，因爲未知的事，實在太多了，如果能以一顆踏實的心，安穩地、努力地走著，縱使逆境也可變順境。

還有幾位同學提出其於學習方面的收穫，包括，

勇於發問，聽完同學報告之後，我鼓起勇氣成爲第一個發問的人，這次發問行動對自己意義很大，表示自己眞正在思考，而且也努力將自己的想法說出，除了訓練自己的腦筋運轉，也是訓練口才及膽識，上完這堂課，滿有成就感的。

學習發掘問題，報告也許並不完整，但是經過老師的指導後，我也學會如何去發掘問題，找出方向，剖析問題，看出什麼是有意義的，什麼是值得做的，不再像從前爲了應付報告，而拼命找資料抄。

以及，認識口頭報告的深度，直到四下的專題討論報告結束，我才恍然大悟，原來一個成功的題目議題，不僅要嚴謹，最重要的是引發聽眾們知識性、感性、人道主義、內省式的啟示。

（二）愛人的能力

愛人的能力是一種關懷他人、能夠給予及包容的狀態，需要認識他（她）人的處境，經由了解而原諒，以進關懷；此外，了解到自己的被愛，認識自身的豐饒，亦較容易給予他（她）人關愛；然而諒解或了解到被愛的存在，是個人內在生命的體認，很難只經由他（她）人口語的告白而生。一位同學在聆聽她人的故事後，省察自身對應性騷擾的態度，很謝謝這組同學讓我們知道性騷擾是什麼，一般人有哪些錯誤的觀念，以及該如何面對及調適自己，假若在實習之前就學過，我想在當時，我應不會馬

上走了，應該會與那病人談談吧！這位敘事者由他人的述說中，浮現出過去不愉快的經驗，隨著在課堂內的互動，讓自己跳脫出受害者的角色，能夠寬容病人進而想與騷擾者談話，以了解他的困境。

還有位同學由他人的經驗裡照現生命的豐富，我印象最深刻的，可說是「生命的蛻變」，我真的很難想像一位母親無法接受自己親生的孩子，我體會到「雖不能改變生命的長短，但可改變生命的寬廣；雖不能改變容貌，但可綻現笑容；雖不能改變天氣，但可改變心情；雖不能事事順利，但可以事事盡力。」看完她們的表演（角色扮演敘述發生在病房的一個故事），我忍不住掉下眼淚，我常想為何有的父母一直在為延長子女的生命而努力，有的卻有截然不同的做法及想法。我很慶幸有這麼幸福的家庭，以及生活在充滿愛的校園中，我該好好珍惜我所擁有（自得），並幫助那些我能幫助的人。

此外，共同討論的經驗，也讓其體會到對人的包容，我學習到如何去綜合包容他人的意見，因為一件事情的發生，會刺激每個人去思考，最後可能會產生不同的反應，每個人都要有度量去包容採納各方面的意見。

表2-2　師生的成長

學生	師者
豐富的園地	生而不有
自我觀照 　當下的生活 　過去的經驗	欣賞式的批評
生命的轉化 　自在自得 　愛人的能力	用心若鏡

　　學習是來自個人主動與環境互動，在成長的環境中，個人知覺到自己的需求（自我觀照），自由地學習，不僅自在自得，而且發展愛人的能力。

討論

　　本研究結果呈現，在豐富的園地中，經由自我觀照產生成長。自我的成長是基於滋養環境，如果環境中缺乏資源與支持，則不能培養負責任之自省，反而造成自我的傷害（Hall, Stevens & Meleis, 1994）。促進學習的情境是由教育者所營造，現將分別由「生而不有」、「欣賞的批評」、「用心若鏡」三方面進行討論。

一、生而不有

　　天地孕育萬物，是提供一個環境，讓萬物在其中自行生長，並且「生而不有，為而不恃，長而不宰」的不居功。教師在傳授知識之外，能否效法天地，營造一個能夠思考的課程內容（applying content as thinking）（Diekelmann, 1993a）？在這樣豐富的園地裡，師者如同天地滋潤萬物一樣照顧學生，其中沒有人犧牲，也沒有人虧欠，這種愛才能持久（王邦雄，1989），在愛的情境裡，個人的生命才能發生轉化（Krishnamurti, 1954），容易形成關懷他人的德性。

　　有時候，人很難像天地那樣「不有」、「不恃」、「不宰」，人會對自己給予的對象產生一些期望（依自身的需求而非適合當事人），這種不合現實的想法，往往造成雙方面的困境。老師時常期望學習的行為結果，能達到既定的課程目標，這種以行為結果取向的教學方式，在美國護理教育界實行近三十年，目前也發現其中有許多問題，導致護理照顧時，重視

結果與問題解決，而缺乏關懷的眼光（Diekelmann, 1993a）。

　　因此，設計這門課裡，事前考慮學生的背景及需要，安排討論的議題與時間，注重其個別處境與需求；此外，學生經由這樣的討論，學到領導與包容，以及引發他人的能力（empowering）；同時，學生經由聆聽報告、參與討論得到「聞見之知」的過程裡，由內在生命發出，自在自得、愛人的心之「德性之知」（余英時，1976）。雖然「生而不有」的關懷情境可促進生命的成長，但是，每位個體有自己的步調，成長的速度也不同，教師僅能引導，很難有為地製造齊頭式的成長。

二、欣賞式的批評

　　老師可以創造出一個讓同學彼此支持、共同營造人性化學習環境的氣氛（Montgomery, 1993），此時教育者須要保持一種欣賞的態度（朱光潛，1988），把自己放在作品（課程）裡面去分享它的生命。包括事前的課程設計、課程進行時與同學的討論、聆聽其結果的呈現，以及閱讀同學的心得，考量學習者的處境。

　　最初，課程由一學分改為兩學分，經過一番思索，決定增加對話（dialogue）的時間（團體討論）。這樣的安排基於幾個理由：（一）根據過去授課經驗，知道學生必須用晚上自習的時間，進行資料的整理與討論（慶幸的是大家都住校）；（二）團體的討論與對話是一種非常主動的學習方式，但是需要引導；（三）四年的護理學習生涯，已經累積許多體驗；（四）每個人的經驗都與他人不同，大家相處在一起可以綻放出美妙的事物。課程評值是以同學參與討論的情形，團體報告的呈現（包括口語及書面），取代考試。

　　此課程中，老師以傾聽者、非批判性態度引導團體的討論，讓學生感到自信且有安全感，因而能夠冒險嘗試改變（Boer & Moore, 1994）；

同時，在團體中彼此平等的關係，形成同學之間的合作重於競爭，師生關係輕鬆而不緊張，促成個人自在的表達，產生自我觀照，引發成長的談話（empowering conversation）；此外，小組共同準備報告，在彼此協助裡，經驗到關懷的氣氛（Hughes, 1992 & 1993），這種情境幫助自在、自得與愛人能力的展現。

三、用心若鏡

人心易執著，也能虛靜（王邦雄，1989），當人執著於個人的學識、地位與經驗，很難產生情境的自由，不僅無法觀看她（他）人的處境，同時，個人生命難與外界互動。當人心存虛靜，沒有罣礙，產生情境中的自由，存在於每個當下的經驗，易與環境發生一種彼此交融（communion）的狀態（Krishnamurti, 1954），不僅可以觀看到他人的有趣，也使自己的生命活潑起來。這種著重生命與德性、重實踐的文化內涵，正是陶養護理倫理態度的根基。

人的虛靜心如同一面鏡子，《莊子・應帝王篇》中提到「至人之用心若鏡，不將不迎，應而不藏，故能勝物而不傷」（張默生，1973）。鏡子對於外物是不抵抗、不迎合，毫不隱藏的給予反映，因此能夠承載事物而不受傷害，我們若能用心若鏡，就沒有執著，不會扭曲別人，也不會累壞自己（王邦雄，1989）；假若老師的角色像一面鏡子，其功能是否只在消極的照現？實際上，鏡子助我們「正衣冠、明得失、知興替」，何以至此？因為，經由鏡子的照現，我們很自然地決定自己該有的修正，能預知日後對事件該有的反應（Hagerty & Early, 1992）。這種情境下的修正是源自於自己內在生命的覺察，相對於外在批評產生的受挫與防禦，此種自省較易造成生命的開放與成長。

老師經由啟發式的對談中（不抵抗、不迎合），幫助學生認識事物，

引導他們找到屬於自己的答案。同樣的，學生也是老師的一面鏡子，經由學生這面鏡子，老師看到自己在教學上該有的變化。這個教學相長的經驗中，顯現學生教老師學會如何教（Diekelmann, 1993b）的意義，是一種彼此交融（communion）的狀態。

進行此研究時，曾面臨些問題，到底學生的反應是不是真的？還是教師自戀式地觀照自己？關於前者，由現象學的角度，每個人所呈現的就是他（她）當時所信的，由研究者的角度，是要選取豐厚的敘述，加以整理，讓讀者容易體會認識，因此現象學的研究不僅只如鏡子般照現事實，其功能更優於鏡子（Packer, 1989），身為研究者更要關心的是自己是否清楚的傳達現象；關於後者，是筆者在整理資料時不斷反觀自己的部分，必須跳脫美麗的話語，篩選出資料中能夠呈現具體事物的部分（故事），同時參照其他互動資料，思考其意義，進行整理，在本研究討論中坦誠面對，並請同事評論。

此外，筆者進行研究的可靠度時，將初步分析回歸於學生，傾聽其反應，用以照現資料呈現的合適性，提到「很訝異老師敢用我的資料，我寫得太老實了。」另有位談到過去常是「為寫作業而寫作業」，在寫護理計畫時，對自己失敗的經驗常捨去不寫，以免遭到批評，但是看過這篇文章後，發現老師重視的角度不一樣，可以「重視過程，且並不一定在意結果的成敗。」

身為一位實地參與的研究者，具備反省的能力，不僅促成研究的完成，同時能幫助自我的成長與實現（蔣欣欣，1991；Lamb & Huttlinger, 1989）。

結論

本文藉著質性研究方法，探討學生在「護理專業問題研討」課程中的成長，是根植於重視生命與德性的實踐以及內在自我超越的人文關懷。

現今社會的護理專業，是否為一個發展良善人性的場所？倘若我們期望存在於這樣的領域裡，護理教育者責無旁貸。透過「護理專業問題研討」的課程，學生能夠「在豐富的園地裡，藉著自我觀照，出現生命的轉化。」而藉此思考教師以「生而不有」、「欣賞的批評」、「用心若鏡」的態度，營造一個人性化的教學氛圍。

誌謝

感謝提供這些資料的學生，她們那麼認真地看待自己學習與生命的關係，並與我們分享。這篇文章的呈現，是來自於這些感動，以及馬鳳岐主任的鼓勵，並謝謝許樹珍、黃愛娟老師、喻永生醫師的意見，余玉眉教授提供的參考文獻。

參考文獻

王邦雄（1989）。*中國哲學家與哲學專題*。臺北：國立空中大學。

石元康（1992）。多神主義的困境—現代世界中安身立命的問題。*當代，70*，16-31。

朱光潛（民77）。靈魂在傑作中的冒險。於朱光潛，*談美*（45-53頁）。臺北：大夏。

牟宗三（1975）。中國哲學的特質何以落在主體性與道德性。於牟宗三，*中國哲學的特質*（9-18頁）。臺北：學生書局。

余玉眉（1986）。護理理念的演變。*護理薪傳，1*(4)，250-255。

余英時（1990）。從價值系統看中國文化的現代意義。*中國傳統思想的現代詮釋*（1-51頁）。臺北：聯經。

杜維明（1980）。儒家的現階段發展。於杜維明，*儒家自我意識的反思*（189-225頁）。臺北：聯經。

李明明（1993）。人文藝術教育的新路向與法國經驗。*當代，90*，12-20。

陳伯璋（1992）。*潛在課程研究*。臺北：五南。

張默生（1973）。*莊子新釋*。臺北：樂天出版社。

蔣欣欣（1991）。質性研究與護理實務。*榮總護理，8*(1)，91-94。

顧忠華（1993）。人類的文明與命運。*當代，89*，16-31。

Addison, R. B. (1989). Grounded interpretive research: In investigation of physician socialization. In M. J. Packer & R. B. Addison (Eds.), *Entering the circle: Hermeneutic investigation in psychology* (pp.39-85). New York, NY: Stat University of New York Press.

Benner, P. (1984). *From novice to expert: Excellence and Dower in clinical nursing practice*. Menlo Park. CA: Addison-Wesley.

Benner, P. (1989). *The primacy of caring: Stress and coping in health and illness*. Menlo Park, CA: Addison-Wesley.

Bevis, E. O. (1993). All in all, it was a pretty good funeral. *Journal of Nursing Education, 32* (3), 101-105.

Boer, C., & Moore, C. (1994). Ecosystemic Thinking in Group Therapy. *Group Analysis, 27*, 105-117.

Denzin, N. K. (1989). *Interpretive Interactionism*. London, UK: Sage Publication.

Diekelmann, N. L. (1992). Learning-as-testing: a Heideggerian hermeneutical analysis of the lived experiences of students and teachers. *Advance in Nursing Science, 14*(3), 72-83.

Diekelmann, NL. (1993a). Behavioral pedagogy: A Heideggerian hermeneutical analysis of the lived experiences of students and teachers in baccalaureate nursing education. *Journal of Nursing Education, 32* (6), 245-250.

Diekelmann, NL. (1993b). Spending time with students: Keeping my door open. *Journal of Nursing Education, 32* (4), 149-150.

Hagerty, B. M. K., & Early, S. L. (1992). The influence of liberal education on professional nursing practice: A proposed model. *Advance in Nursing Science, 14*(3), 29-38.

Hall, J. M., Stevens, P. E., & Melds, A. I. (1994). Marginalization: A guiding concept for valuing diversity in nursing knowledge development. *Advance in Nursing Science, 16*(4), 23-41.

Hughes, L. (1992). Faculty-student interactions and the student-perceived climate for caring. *Advance in Nursing Science, 14*(3), 60-71.

Hughes, L. (1993). Peer Group interactions and the student-perceived climate for caring. *Joumal of Nursing Education, 32*(2), 78-83.

Krishnamurti, J. (1954). *The first and last freedom.* Illinois: The Theosophical Publishing House.

Lamb, G. S., & Huttlinger, K. (1989). Reflexivity in Nursing Research. *Western Journal of Nursing Research, 11*(6), 765-772.

Lashley, M., & Wittstadt, R. (1993). Writing across the curriculum: An integrated curricular approach to developing critical thinking through writing. *Journal of Nursing Education, 32*(9), 422-424.

Leininger, MM. (1981). *Caring: An essential human need.* Detroit, Michigan: Wayne State University Ptess.

Miles, M. B., & Huberman, A. M. (1994). *Qualitative data analysis.* London, UK: Sage Publication.

Montgomery, C. L. (1993). *Healing through communication: The practice of caring* (pp.127-134). London, UK: Sage Publication.

Packer, M. J. (1989). Tracing the hermeneutic circle: Articulating an ontical study of moral conflicts. In M. J. Packer & R. B. Addison (Eds.), *Entering the circle: Hermeneutic investigation in psychology* (pp.117). New York, NY: State University of New York Press.

Riessman, C. K. (1993). Narrative analysis. London, UK: Saqe Pablication.

Smith, M. C. (1994). Arriving at a philosophy of nursing: discovering? constructing? evolving? In J.F. Kikuchi & H. Simmons (Eds.), *Developing a philosophy of nursing* (pp.43-60). London, UK: Sage Publication.

Swanson, K. M. (1992). Empirical development of a middle range theory of caring. *Nursing Research, 40,* 161-166.

Swanson, K. M. (1993). Nursing as informed caring for the well-being of other. *Image: Journal of Nursing Scholarship, 25*(4), 352-357.

Learning as Becoming: An Analysis of Students' Experiences in the Professional Issues Course

ABSTRACT

This study was conducted with 47 senior baccalaureate nursing students who enrolled in the discussion course of Professional Issues. The purpose of this study was two-fold: to describe the students' learning experience, and to discuss alternative approaches in nursing education. Data was collected from the students' written reports and group discussions as well as from researchers' participant observation during the Profession Issues course. Applying hermeneutic inquiry, the manner of self-development in professional education was described. The findings support the concept that students can be led to self-reflection and an eventual transformation when allowed to express themselves in a non-threatening environment. The finding of this study indicated that, contrary to traditional conceptions of teaching, an educator's role can be effective as one in which constructive criticism (欣賞的批評), power-sharing between teacher and students (生而不有)and "taking one's mind as a mirror (用心若鏡)".

Keywords: learning, narrative analysis, facilitating environment, self-reflection, transformation.

第三章　小組教學的學習內容

摘　要

　　本文目的在探討課室小組教學的學習內容。以教師即參與觀察者的行動研究法，進行兩學期爲期一年的小組教學實作，在反思實踐的過程中，蒐集資料修訂小組教學。以繼續比較法分析小組互動過程、教師之教學日誌，及學生之學習心得。結果找出人本教育取向之小組教學內容，包括學習方法、體驗知識、思考提問、整理經驗、夥伴關係。最後討論小組教學的自我導向學習及知識傳承。

關鍵詞：小組教學、人本導向、護理教育

絮語：

　　現在因爲人數少，自己腦海突然出現的想法，覺得跟討論的議題有關的，就會試著問大家的意見，而有所回應，感覺眞的好很多，我喜歡這樣立即思考而討論的方式。（46頁）

前言

　　關心教育的人本心理學家羅哲斯，認為最好的教育與最好的治療都同樣是在造就一個人（Rogers, 1969a），指出引發自我學習（self-directed learning）的小組學習（intensive group experience）是促進學習、成長與改變的最有效方法（Rogers, 1969b）。他以意義建構層次區分出兩種學習，一種是沒有感覺的學習（learning of nonsense syllables），此種學習不涉及個人的感受與意義，與整個自身無關的，例如，記憶一些與實際生活無關又很難記住的音節，即使記住也很快忘記；另一種是有意義的學習（meaningful learning），此種學習是涉及個人的經驗。有意義的學習是發生在當學生察覺到所學習的課題與自身的人生目標有關，對生命實踐是相當重要的部分（沈清松，1997；Ropers, 1969c）。哈佛大學教學評鑑的研究指出，能夠對學生學習有貢獻的老師，是那些能夠幫助學生們將嚴肅的課程和學生個人的生活、價值、體驗相結合的人（Light, 2001/2002）。

　　關於小組教學教師的角色，若能兼具課程內容專長與引導互動過程的能力（content and process expert）時，學生的學習效果最好（Rideout, 1999; Silver & Wilkerson, 1991）。引導小組互動的教師，如同一位交響樂團的指揮，促成不同演奏者（學生）的共鳴與交織。也如同團體的溫度計（Brandman, 1996），即是能夠敏銳地體會到團體的過程，知道何時適合切入何種恰當的話題。同時，能夠檢視自己，清楚自身當下的感受、期望，隨時注意自己是否干擾學生的學習，是否給他們足夠的自由，而又不是放任不理會。因此信任團體（trusting the group）並且隨時檢視自己（monitoring self），是小組教師需要具有的素養（蔣欣欣，1996、1999）。這種師生互為主體的立場，促成小組學習中的持續且平等關係（曾雯琦等，1998；蔣欣欣、余玉眉，2001），使得學生們在團體產生親

密與信任感；此外，團體中多面向的對話，不僅呈現團體的豐富性，也反映出現實世界的複雜性。

　　實施小組教學之前，首先考量教學的目標、團體的形式、團體的大小、空間安排等。通常小組教學的人數是建議5至10人一組，因為這樣的人數容易產生互動，能夠產生團體的內聚力，促進學習的效果（李明濱等，1997）。大班教學，如果以分組進行，同樣可以轉化個人過去經驗，建構護理專業的體知（第二章）。大團體依舊可以採行問題解決的教學活動（Benson et al., 2001; Light, 2001/2002）。

　　本研究乃經由小組教學的實作，探究小組教學的實質內容。

方法

　　以參與觀察的行動研究方法，設計與修訂精神衛生護理學課程，依據第一學期小組教學經驗，調整第二學期的小組教學方式，並找出小組教學的學習元素。

一、研究對象

　　本研究對象是精神衛生護理學的分組案例討論，每個案例討論兩週，第一週是確認自己要探察的照護議題，之後，依據自己擬定的議題，各自尋找資料於第二週的小組課堂上分享與討論。其中第一學期小組教學的學生14人，是在職進修班二年級，過去沒有正式參與過護理學系的小組教學，使用一個案例，兩次討論；第二學期小組教學使用三個案例，進行六次討論，學生有15人，是大學四年級，她們在三年級的護理課程，已有小組案例討論的經驗，詳見表3-1。

表3-1　學習團體之簡介

學生班級	團體人數	團體時間	過去參與小組教學經驗	案例討論方式
在職學位進修班二年級（第一學期）	14 人	每次 2 小時共兩次	無	整組
大學部四年級（第二學期）	15 人	每次 2 小時共六次	有	整組與分組

二、資料蒐集與分析

　　資料來自小組教學的互動紀錄、教師教學日誌，及學生的學習心得。採用繼續比較法（constant comparative method）對這些資料進行內容分析，先找出具體學習經驗的描述，將其中的敘述歸類，之後，找出各類的名稱，再回到資料確定名稱的適合性，同時對應於教師日誌找出其中的意義。

　　兩個學期之小組教學過程，都歷經介紹期、提出議題與討論期、結論期。介紹期，包括成員的自我介紹，最近學習的情況，或是朗讀案例情境（第一次討論），或分享收集的資料（第二次討論）；提出議題，是對於所讀的案例，提出問題，或是最近學習經驗中的困惑；討論，是在對上述的疑問與困惑加以澄清，形成主要的問題或概念；結論期，是提出在當次團體中主要的個人學習，對下次討論重點的分工（第一次討論），或歸納討論內容（第二次討論）（表3-2）。第一學期的資料以「進，英文代號」示之；第二學期的資料以「英文代號，團體次數」示之。

表3-2　小組討論過程

時間	進行過程分期	活動內容
9：00AM	介紹期	自我介紹、朗讀案例或分享資料
9：20AM	提出議題與討論期	討論
10：40AM | 11：00AM	結論期	形成問題或歸納資料、心得分享

　　鑑於第一學期的小組教學，團體次數太少，而且團體人數稍多，不容易深入討論，因此第二學期增加案例與討論次數，並將15人分成兩組，雖在同一間教室，但分組討論時，學生分坐在教室的兩端，每組人數7至8人，學生較有發言的機會。採用整組與分組交叉進行的引導方式。閱讀案例時，採整組方式；尋找問題時，分組進行，形成主要問題，之後，再回到整組之團體，分享彼此擬定的問題，加以修正，並且共同決定案例的主要問題（major），與次要問題（minor）；最後，兩個小組分別各自分工，選取個人有興趣的次要問題之後，各自依興趣蒐集文獻，於下次團體討論。

結果

一、學習方式的覺察

　　小組教學讓學生由無趣的討論與報告，體認到用「心」來說，發展立即思考而討論的能力，並且主動取用學習資源。

（一）無趣的討論與報告

　　第一次團體無法生動有趣地討論案例的照護議題時，我覺得大家有

時不願意面對個案有很明顯的問題，因為有些人覺得以前已經討論過了，不必再拿出來說，甚至有一些人因為認為討論出來的題目，不好找資料就想刪，不然就是一副你自己提出來的問題，你要自己負責喔！態度有一點差。（G，1）

第二次團體，以報告方式分享學習素材，同學報告的過程冗長，像是另一堂無聊的課堂，聽進去多少就不得而知了，為了快快結束，通常報告的過程中大都沒有問題。（Y，1）

（二）比較用「心」說與用「書」說

教導的過程，學生以唸出書上文字的方式呈現知識時，教師引導其進入聽者的感受，使其學會關心他者的處境，而能反思「說」的方式。

在口頭報告過程中有很大的挫折，因為把習慣的報告模式用上去，一網打盡的方法最安全，但也效果最差。後來老師們的意見我覺得很受用，因為往往我們只注意自己在說什麼，卻忘了去了解人家是不是聽得進去；用「心」來說會比用「書」來說動人得多！（進，SH）

（三）思考性的討論

團體的人數，影響討論內容的流動。

人數較少的團體，出現思考性的討論，現在因為人數少，自己腦海突然出現的想法，覺得跟討論的議題有關的，就會試著問大家的意見，而有所回應，感覺真的好很多，我喜歡這樣立即思考而討論的方式。（R，1）

小組人數較多，學生的經驗是，我找不到歸屬感，我自己也不知道為什麼，常有一種不知所措的感覺。（進，RU）以前，若突然有個想法或是疑問，就會讓自己一直停留在那裡思考，也不敢提出來，有時怕沒人回應，有時是怕耽誤大家的時間而作罷。（R，1）

（四）學習資源的取用：圖書資源的使用、網路資源的判讀

　　這個學期則是動作太慢，學校圖書館有的資料，只要晚了一步，就一定會被同學捷足先登。於是網路變成另一個頗受依賴的工具，林林總總的資源散布在網路上，經由搜尋引擎串聯起來，只是要花更多的時間跟精神去過濾或擷取精華。（L，1）

二、建構知識的體驗

　　學生習於吸收既有的知識，不會對書本知識提出質疑。經過小組互動的學習經驗，體驗到互動式的建構知識。覺察被書本控制、獨白與討論兩種處境。

（一）被書本控制

　　學生：還沒學得很透徹，怎麼對學問產生問題呢？我覺得課本上的東西對我而言已經是很了不起了。（進，R）

　　護理人員：你是不是讀書讀傻了，這不是任何人問你都會這樣回答嗎？為什麼因為是精神科病人問你，而要有什麼技巧與原則呢？那只是課本的說法與分類吧！其實你平常的回答，不都很適當嗎？（進，G）

　　那位護理人員的答話衝擊到他，於是反省自己與知識的關係，恍然之間，我感覺到是不是太多的課本影響了我的行為與思考。這也限制我的護理活動不是嗎？這讓我感覺到我被學理所利用，而非我利用學理。（進，G）

（二）獨白與討論

　　對於獨白式報告與參與互動式的小組討論之差異，學生做出如下的描述，以前是大家將自己準備的部分報告出來，較少討論，而且大家各自準備各自的，若不是由自己準備的部分，除非自己有心學習，不然，很容易

聽過就忘記。這次的討論後，能感覺到，大家都有了相同的基礎知識，將有疑問的地方拿出來作討論，能使所學更為長久，也更能將之實際應用於病人身上。（WH，1）

三、思考與提問的學習

思考活動來自問題的引發，教師的提出問題，示範一種提問的方式，學生注意到自己的思緒運轉，學習多元思考。學生經由親身參與思考的活動，發現學習的樂趣與自身的限制。

（一）觀察教師的提問

學生觀察與思考教師的話語，還好有老師在吧，總是會突然冒出一兩句我從來沒想過的想法，而老師在做說明的時候總覺得語帶暗示，讓我覺得這個想法很新鮮，好像還有許多不一樣的資訊可以擴充我的思緒一樣，感覺很特別。（R，1）

（二）覺察自己的思緒

學生省察自己在對話中的思緒流動，我會覺得自己有點跟不上大家的討論，不知是否自己的思緒轉得不夠快。……不過，還是很喜歡這樣收穫滿滿的感覺，接收了許多的想法，這些想法對我來說都是新鮮有趣的，多接受幾次這樣的刺激，也許自己的腦袋瓜可以運轉得靈活些，也更能夠融入大家的討論！（WH，1）

（三）學習多元思考

經由小組對話，產生新的眼光。經過這次的討論後，當遇到類似的情境時，較知道如何去思考，去判斷。這世界並不是只有黑與白，仍有很多的灰色地帶，答案不會是一成不變的，端看我們以什麼樣的態度去看

待。……學會用不同角度看待事情，這時你會覺得整個世界可愛多了。
（WH，1）

四、過去經驗的再現

過去經驗包括小組教學的經驗、專業學習與生活經驗，藉著團體互動引發的經驗再現，幫助自身觀照關係中的自己，產生新的體悟。

（一）小組學習的探問

第一堂課，教師詢問大家對小組教學的認識，發現學生不僅限於自己的經驗，還訪查醫學系的方式，指出不同之處，他們很主動分頭找資料，有人在小組內態度不好，會受到指責。他們會有Major（主要問題）、Minor（次要問題）不同。他們會有case（案例）到現場。

教師評估與了解學生的小組學習（person-based learning）經驗後，才介紹此次學習的團體規範，包括進行的方式、學生的責任、小組學習與臨床實習的關係。

（二）回顧實習的經驗

團體案例中，關於病人提出的「性話題」的討論後，勾起一位學生回憶起自己的經驗，談論兩性關係時，讓我想起之前實習公共衛生時，我接到一個年約30歲的女性病患，她與母親相依為命，在某次的訪談中，母親偷偷的拉住我們，告訴我們她女兒最近都很晚睡，且都偷偷在看A片，她很怕她會不會有問題或出事。當時的我們，也嚇一跳，也覺得這是一個嚴重的問題，就要她母親多關心她多注意她，現在想起來，有點不太實用且是無法切中問題的護理措施。

我覺得我應該給個案母親一個恰當的觀念，如此才不至於造成母親的負擔，一直覺得女兒有問題，以致兩人關係有一段時間很惡劣。（進，H）

經由對話，學生省察自己過往的照護行為，找到更合宜的應對方式。

（三）個人生活的體驗

某些案例的討論，會連結學生的個人生活經驗。藉著經驗的重現，找出其中的意義，了解照顧他人的方式。

一位同學提到自己在小學時，照顧想自殺弟弟的經驗，當時是先搶下小刀，之後，陪著聽他哭訴。等他累了，不再抗拒，身為姊姊的她，才勸說。

教師依此情境指出照護行動中，以傾聽與陪伴關懷自殺意圖者的必要性，同時，呼應對要求行為（demanding behacior）的照護，當學生提到病房的工作人員不想理會病人不間斷的要求，此刻，教師問到，我們不理會他，是否解決問題？教師接著詢問那位照護自殺弟弟的學生，弟弟對妳有要求時，妳如何處理？她回答，如果我很忙，就告訴他我不行去，可是有空時，我一定主動問候他。臨床上的過度要求行為，時常是源於缺乏信心或沒有安全感，改善之道是提供溫暖安全的情境。這位身為姊姊的學生，說出一個提供對方安全感的方法，因此，教師藉此引導一種照顧過多要求者的策略，我們要主動出擊（關心問候），可能需要像這位姊姊一樣，主動地先去關心弟弟的生活。

五、夥伴關係的建立

夥伴關係是一種相互依賴的合作關係。小組對話的歷程中，接納他人不同於己的觀點，建立起共同學習的夥伴關係，使學習能超越個人原有的知識與習性。

（一）主動請教同學

學生進行小組教學時，主動請教已有經驗的同學或護理人員，無形中

促進同學間的夥伴關係。

講到一些專科術語或臨床用藥時，那些實習過的同學的確比較能立刻抓到重點，也能夠跟大家分享一些他們在臨床上遇到的相似情況，提出來加以討論；在找資料時，也有比較多的相關資源可以應用。（W，1）

（二）建立學習共同體

學生由應付問題的找資料，**轉變為認真思考問題，建立群體意識的參與感**。

討論第二個案例的時候，我們小組提出了一些問題，跟第一個案例的問題有些重複，若是以前有些同學就會覺得都說過了，大家回去自己看；但是這一次我們還滿有共識的覺得提出來的問題，表示就應該是重要的！大家再討論一次，更能加深印象，在這樣的心情下，大家又都有這同樣的看法，在PBL（person-based learning）的過程中，覺得很有參與感。學習起來還令人滿舒服的！（S，1）

（三）產生情感連結

學生體驗到不同成員之間的連結，這次的分組，打破以往的習慣，一組當中，非常熟識的同學並不多，但這樣的變化讓我很愉快，打破以往做報告時的默契，大家從零開始，更進一步認識以前很少接觸的同學，藉由一起討論的互動中，分享了彼此的經驗，也從不同的人眼光看同一件事，這種感覺很奇妙。以前是找熟識要好的同學同一組，因大家有共通點，我們看見的東西層面是比較一致的，而這次是戴著別人的眼鏡來看世界，很多事情又變得不太一樣了。對於同學情感的連結，幫助也很大。（進，C）

夥伴關係的建立需要學習，是基於自身認真負責，注意到自己的不足，欣賞他人的長處，發展合作關係，最後能夠超越自身。

表3-3　小組教學的學習內容

項目	內容
學習方式的覺察	無趣的討論與報告 用「心」說與用「書」說 思考性的討論 學習資源的取用
建構知識的體驗	被書本控制 獨白與討論
思考與提問的學習	觀察教師的提問 覺察自己的思緒 學習多元思考
過去經驗的再現	小組學習的探問 回顧實習的經驗 個人生活的體驗
夥伴關係的建立	主動請教同學 建立學習共同體 產生情感連結

討論

一、自我導向學習

　　學生在面對自我導向學習，會經歷穩定（equilibrium）、失序（disorientation）、探索（exploration）、重整（reoriemation）四個階段（Taylar, 1986）。小組教學初期，學生表達出習慣於上課聽講，因此當自己分享資料時，也採用獨白的方式，但是，當學生反省這種學習，「像是另一堂無聊的課」，就是進入探索階段；繼續經過自身的反省，進入重整階段，學生表達出「我喜歡這樣立即思考而討論的方式」；能夠分享彼此

的發現，又進入穩定階段「提出的想法有人回應」。這個動態的過程中，由失序又回到穩定的歷程，是需要能承受不確定感，指出問題，加以反省，分享彼此的發現。面對新課程，教師也是學習者。課程的設計，影響小組教學的進行，包括學習資源、課程整合的情形、學習方法的介紹等。教師需要降低個人本位，了解學生的學習興趣與能力，共同設計教學內容與層次，促成科目整合，使學生有充分自學的時間。

　　學生在小組教學中的獨白式報告，如大堂課的教師演講，很難引發他人的共鳴與思考，不容易創造有意義的學習。為了促進小組對話，教師不再獨白講授，而是採用相互對話的立場進入團體，有時示範（modeling）、有時教導（coaching）、有時隱身（fading）、有時評估（assessing）（Westberg & Jason, 1996）。教師的示範、隱身、評估，如老子所言的「處無為之事，行不言之教」（陳鼓應，2000），至於本文指出的學習內容，是否呈現「不言之教」，值得後續探索。

二、小組教學的知識傳承

　　知識的傳承與創新的教育歷程中，人本導向小組教學，扮演什麼樣的角色？護理學知識，是根植於專業具有的實踐特質（蔣欣欣，2002）。在探究科學技術之時，重視人的尊嚴與價值，不能忽略來自內在的深層直覺；因此，除了學習已發展出文字記載的實證性知識之外，也要閱讀「不用文字寫的書」，關注來自個人生命經驗的體知（embodiment），展現人本導向的小組學習，包括學習情境的覺察、體驗知識的建構、思考提問的學習、過去經驗的再現以及夥伴關係的建立。

　　小組教學可促進了解、思辨力、問題解決、溝通與自我導向學習（Steinert, 1996），本研究結果，發現學習情境的覺察，促使學生面對自身的學習問題，而能改變舊有的學習方式，轉換「無聊的課堂」成為「動

人」、「感覺好多了」的學習；體驗知識的建構，促進其了解知識與自己的關係，能夠懂得運用知識而非被知識控制；思考提問的學習，促成多元化學習，意識自己思緒活動，培養思辨力；過去經驗的再現，能夠幫助面對新經驗，促進自我學習；夥伴關係的建立，強化共同學習溝通能力。小組學習有利於建立良好學習習慣，增進理解，解決問題，將知識轉用於新的情境，但是對於記憶訊息（information recall）的效果較差（Cox & Jaques, 1976）。

具備實踐特質的護理知識，無法經由告知或灌輸而生成，需要藉由師生互動中，引發學習者內在經驗的再現、重塑與創造。因此，教師是一個引導者，在引導對方發現自身的歷程中，教師必然要面對自己的主觀意見、掙扎與困惑，需要在教學的當下行動進行反思，除了檢視自己的欲望，同時觀察學生的互動，思考引發互動的方式，以有效的提問、專注的傾聽，強調（reinforce）學生的貢獻（Maslow, 1993）。人本導向的教育環境包括整個校園文化，小組教學只是其中的一小部分。儘管如此，小組教學的內容，是教師最能自主掌握的部分。教師在教學行動的反思實踐，是提升小組教學品質的重要樞紐。

誌謝

感謝參與課程的兩組不同班級的學生們，他們分享的個人學習經驗，構成本研究的素材。更感謝盧純華、許樹珍老師共同策劃小組討論的案例與課程，余玉眉院長推動人本導向的護理新課程（教育部委託基礎護理教育改進計畫），財團法人鄒濟勳醫學研究發展基金會資助2002年暑假赴加拿大McMaster大學研習問題導向小組教學。姵萱與紫芬協助資料的處理。

參考文獻

沈清松（1997）。復全之道—意義、溝通與生命實踐。*哲學與文化，24*(8)，725-737。doi: 10.7065/MRPC.199708.0725

李明濱、李宇宙、林信男、謝博生、陳恆順（1997）。利用小組教學方式實施醫學倫理教學。*醫學教育，1*(2)，62-76。doi: 10.6145/jme.199706_1(2).0008

陳鼓應（2000）。*老子今註今譯及評介（三次修訂版）*。臺北：商務。

曾雯琦、蔣欣欣、陸汝斌（1998）。不同型式學習團體對臨床護理實習的效果。*國科會研究彙刊，8*(1)，1-8。

蔣欣欣（1996）自我與團體—團體治療在護理領域應用之自我案例分析。*中華團體心理治療，2*(2)，3-11。

蔣欣欣（1999）。團體分析的沿革與發展。*中華團體心理治療，5*(3)，4-10。

蔣欣欣（2002）。由護理實踐建構倫理進路。*護理雜誌，49*(4)，20-24。doi: 10.6224/JN.49.4.20

蔣欣欣、余玉眉（2001）。護病間的互為主體性。*國立政治大學哲學學報，7*，307-322。

蔣欣欣、馬桐齡（1994）。生命成長之展現—「護理專業問題研討」課程之迴響。*護理研究，2*(4)，339-348。doi: 10.7081/NR.199412.0339

Benson, G., Noesgaard, C., & Drummond-Young, M. (2001). Facilitating small group learning. In E. Rideout (Eds), *Transforming nursing education through problem based learning* (pp. 75-102). Toronto: Jones and Bartlett.

Brandman, W. (1996). Intersubjectivity, social microcosm, and the here-and-now in a support group for nurses. *Archives of Psychiatric Nursing, 10*(6), 374-

378. doi: 10.1016/S0883-9417(96)80051-3

Cox, R. & Jaques, D. (1976). *Small group teaching. In Improving teaching in higher education.* London: University Teaching Method Unit, Institute of Education.

Light, R. J. (2002)。*哈佛經驗：如何讀大學*（趙婉君譯）。臺北：立緒。（原著出版於2001年）

Maslow, A. (1993). Goals and Implications of Humanistic Education. In *The farther reaches of Human Nature* (4 ed., pp. 173-188). NY: Arkana.

Rideout, E. (1999). Doing PBL: the roles, inluences, and behaviors of tutors. In *Themes and Variations in PBL* (pp. 169-179). Hamilton: School of Nursing, McMaster University.

Rogers, C. R. (1969a). The Goal: The fully functioning person. In C. R. Rogers (Eds.), *Freedom to learn* (pp. 279-297). Columbus, Ohio: Charles E. Merrill.

Rogers, C. R. (1969b). A plan for self-directed change in an educational system. In C. R. Rogers (Eds.), *Freedom to learn* (pp. 303-323). Columbus, Ohio: Charles E. Merrill.

Rogers, C. R. (1969c). Regarding learning and its facilitation. In C. R. Rogers (Eds.), *Freedom to learn* (pp. 157-166). Columbus, Ohio: Charles E. Merrill.

Silver, M., & Wilkerson, L. (1991). Effects of tutors with subject expertise on the problem-based tutorial process. *Academic Medicine, 66*(5), 298-300. doi: 10.1097/00001888-199105000-00017

Steinert, Y. (1996). Twelve tips for effective small-group teaching in the health professions. *Medical Teacher, 18*(3), 203-207.

Taylor, M. (1986). Leafing for Self-direction in the Classroom: the pattern of a transition process. *Studies in Higher Education, 11*(1), 55-72. doi: 10.1080/03075078612331378461

Westberg, J., & Jason, H. (1996). Small Groups in Health Professions Education. In *Fostering Learning in Small Groups: A Practical Guide* (pp. 3-28). New York, NY: Springer.

The Content of Small Group Dialogue in Person-Based Learning

Small group tutorials are commonly used as a teaching method in the problem. based learning. However, the learning elements of small group teaching based on a humanistic approach have only been explored to a limited extent. The purpose of this article is to identify the learning elements that are involved in small-group teaching so that they can be used to make such teaching more effective and more enjoyable. An observer acting as a teacher-participant collected the field notes as well as the teaching and learning journals from psychiatric-mental nursing courses involving small group learning. The results were analyzed by a constant comparative method. The elements involved in small group learning are, to accommodate the new method, to constraction practical knowledge, to inquire with critical thinking, to refect personal experience, to have partnership within the group.

Keywords: small group learning, humanistic education, nursing education

第四章　對話與關懷

摘　要

　　本文旨在探討由團體對話交織而生的關懷素養，團體對話是來自精神衛生護理學實習的治療性團體與成長團體。治療性團體的成員為住院病人，成長團體是由觀察病人團體的實習護生組成。以現象學詮釋方法分析團體過程紀錄、實習心得，找出團體對話及其關懷素養：一、護持探問，找出存在意義；二、投身對話，發現自我；三、反觀自身，悅納他人；四、由人觀己，回歸家庭。並討論影響此關懷素養形成之因素，包括學習情境的多元性、教師的導引、學生的觀照。

關鍵詞：對話、關懷、自我、小組教學、護理教育

絮語：

　　有時候面對病人的時候，免不了會有責任，所以就給建議，犯的最大的毛病就是，每次病人說什麼，還沒聽清楚病人的立場，就開始給他建議。（69頁）

前言

對話是一種平等的交談以達到兩種視界的交融，可以使談話者將整個身心融進去，在談話後感受到脫胎換骨，使精神生活進入更高層次；如果沒有平等，就成了教訓與被教訓、灌輸與被灌輸（滕守堯，1995）。對話的情境包括當事者的立場、過去經驗、當時環境、對話方式以及對話內容等。如何創造對話的空間？團體如何產生有意義的對話？雖然團體的帶領者是促成對話的關鍵人物，但這不意味他／她必須主動訂出題目促成討論，而是團體的參與觀察者（Foulkes, 1984a），也是團體氣氛的溫度計（Brandman, 1996），在聆聽成員互動時，需要嗅出團體成員的立場而做必要的反應，此反應的話語，宜精簡且能引發思考。老師是對話的促進者（dialogue facilitator）（Grams et al., 1997），營造一種平等，相互用心傾聽、關懷的學習情境，學生透過對話情境，體會對話的意義，並轉化自我的經驗與感受（余玉眉，1986；蔣欣欣、馬桐齡，1994；Chiang et al., 1997）。

面對團體對話的活動時，老師做為對話的促進者，如何引發學生認真的聆聽、體察內在經驗？在蔣欣欣、馬桐齡（1994）的研究指出，教育者以「欣賞的批評」這種態度，可以帶出視界交融的對話，另位學者指出，師生關係不是成效的評量者與被評量，而是人生意義與重要價值的共同探索（Diekelmann, 1990）。以講授為主的教學方式僅呈現單向溝通，雖然團體對話的教學具有多面向的溝通，但是，團體帶領者如何以欣賞式批評的態度引導學生思考，共創學習的情境。

關懷是照顧活動中重要的核心素養（Benner, 1984; Benner & Wrubel, 1989; Leininger, 1988; Watson, 1989）。美國護理教育界在1986年的護理教育改革，課程不再著重行為目標取向（behaviorist model），而走向

人文關懷（Bevis & Murray, 1990; Diekelmann, 1990; Tanner, 1990; Watson, 1989）。

關懷是德行之知，是由內在生命發出，呈現出自在自得與愛人的心（第二章）。強調關懷本質的人性化照顧，指出人性化護理是進行著生命的對話（lived dialogue）（Paterson & Zderad, 1976）；護理教育學者Diekelmann（1993）認為關懷、對話、實踐是幫助學生自我轉化的重要元素。關懷是不能直接灌輸的，需要在師生互動情境中建構而成（Darbyshire, 1995; Nelms et al., 1993）。換言之，關懷包含對自我及別人的了解、接納與欣賞，而這種內在德性的養成，受到個人過去經驗的影響，且是以自發性及主觀性的方式來展現，關懷教育不是提供一種知識，而是在課程中創造可以對話的空間。

護理學者華森（Watson, 1989），依據擅長團體心理治療的精神醫學家雅樂姆（Yalom, 1975）的團體療效性因素（therapeutic factors），發展出十項護理關懷性因素（carative factors）（Cohen, 1991）。療效因素是依據接受者（receiver）的立場而言，用於團體心理治療效果之評量；關懷性因素，則是由施受者（giver）的立場，提供一種視野，兩者相互生成（表4-1）。另外，華森較重視現象學的角度，提供一個較廣的護理關懷視域，並帶出一種人性化且利他的價值體系（Higgins, 1996）。雖然有人評論華森應該比較像是神學家，而不是科學家（Barker & Reynolds, 1994），她所強調的愛與關懷是屬於心靈層次，但卻是身心靈的整體性照顧精髓。

西方護理教育學者指出一些教導關懷的途徑，包括，經驗不同的人際關係（Shaffer & Juarez, 1996）、被關懷的經驗（Higgins, 1996）、同學之間的關係（Nelms et al., 1993），以及教育者與學習者之間的關係。上述這些元素，呈現於小組教學的學習氛圍，即學習過程中，團體帶領者支持

表4-1　治療性因素與關懷性因素對照表

治療性因素（Yalom, 1975）	關懷性因素（Watson, 1989）
利他性（Altruism）	形成利他的價值體系（Formation of humanistic-altruistic value system） 提供需要的協助（Assistance with human needs）
寄予希望（Instillation and maintenance of hope）	培養希望與信心（Nurturing of faith and hope）
自我了解（Self-understanding）	滋養對他人及自我敏感度（Cultivation of sensitivity to self and others）
團體親合性（Group cohesiveness）	發展助人的信賴關係（Development of helping-trusting, human caring relationships）
宣洩（Catharsis）	接納負向與促進正向的情感表達（Promotion and acceptance of the expression of positive and negative feelings）
輔導（Guidance）	創造性解決問題之關懷過程（Creative problem-solving caring process）
認同（Identification） 內注性人際學習（Interpersonal learning-input） 外現性人際學習（Interpersonal learning-output）	促進超越個體之教與學（Promotion of transpersonal teaching-learning）
重整家庭經驗（The corrective recapitulation of the primary family group）	提供護持或調養身心靈之環境（Provision of supportive, protective or corrective mental, physical, sociocultural, and spiritual environment）
存在因素（Existential factors）	允納存在的靈性力量（Allowance for existential-phenomenological-spiritual forces）
普及性（Universality）	

性的立場，能使成員對自身與他人有較多的體認，引發團體成員平等、合作、成長的對話（曾雯琦等，1998；蔣欣欣，1985）。目前對培養關懷能力的研究，多以小組教學爲對象，每學期舉行4至6次，每次一小時的團體對話，在過程中談論自己或病人的情形，結果顯示學生比較接受自己與他人（Grams et al., 1997; Guynn et al., 1994; Shaffer & Juarze, 1996）。

　　教師身爲護理研究者以團體催化員的角色在團體進展中，檢視當下自己與成員的對話，是一種在行動中反思（reffection-in-action）；在團體之後，離開情境，以第三者角度，對團體內容做分析與反省，是行動後反思（reffection-on-action）（Clarke, James & Kelly, 1996），增進引導團體對話，以及分析團體互動過程的能力。此外，寫作是一種再現（representation），語言不是透亮地反映出現實（reflect reality），而是創生且形構出現實（productive and constitutive of reality）（Rhodes, 2000）。因此，研究者也透過書寫反思，形構學習團體中的對話與關懷。本研究目的是，找出學生透過小組對話產生關懷的學習歷程。

研究方法

　　本研究採參與觀察法，找出臨床實習的小組討論所呈現的關懷現象。此小組教學包括兩個團體，每個團體均由兩位教師帶領。首先是治療性團體，此團體成員是邀請學生照顧之個案所組成，學生爲觀察員；之後是非結構式的成長團體，由實習學生組成團體，討論觀察病人團體的想法及實習相關議題。

一、研究對象

　　以某大學護理學系「精神科護理學實習」課程中的小組對話教學爲研

究對象，此團體自某年11月至隔年1月共十週，每週二下午實施，共有兩組實習學生團體，每組5至6位學生。此兩組為前後兩梯次，每梯次舉行五次，共進行十次團體，每次的團體包括治療性團體與學生成長團體，每個團體時間為五十分鐘，均在精神科病房的會議室內進行。

二、資料蒐集與分析

　　研究者親身參與小組教學的運作，並蒐集學生成長團體的資料。團體過程紀錄在取得團體成員同意下，採現場錄音，再轉成文字紀錄稿，並參考學生心得作業，以便於多角度了解情境，增加詮釋的正確性與意義的再現（Sword, 1999; Silverman, 2000）。資料分析主要採用現象學詮釋方法（Benner, 1984; Benner, Tanner & Cheda, 1996），包括主題分析、找出典範案例，同時將範例再情境化（余玉眉等，1999），於文本的結構中做詮釋。在團體會談過程轉成文字稿後，由研究者先比對資料內容，找出每次團體主題，再依據十次團體主題找出重複出現、論及自己與他人或情境的議題，加以比較歸類。同時，參考雅樂姆（Yalom, 1975）的團體治療性因素與華森（Watson, 1989）的關懷性因素的架構，呈現團體對話中的關懷現象；初步分析結果交由同事及研究對象審閱，之後再澄清不清楚的項目與不明確語句的書寫，並在討論中說明，增加研究結果的可靠度。

結果

　　依據團體互動過程內容分析，找出學習團體的四種關懷現象，其中前兩項是學生與自己的關係，後兩項是學生與他人的關係。

一、護持探問，找尋存在

　　引導學生由觀察個案因住院而行動受限的處境，省察自身生活與學習

的受限制，體會到必須對自己負責，經由團體對話，指出一種存在處境，就算被關住了，你還是有辦法找到自己要的生活。

第一梯次團體的第一次討論中，學生說出自己進入精神科病房，發現病房大門必須上鎖，問道，為什麼病房上鎖，讓病人被關在這裡？團體帶領者聽到學生的訴說後，希望藉此引導學生反省「被關」的感受，說出，我們都被關在一個地方。當帶領者說出後，團體安靜下來，沉默約25秒，接著另一學生提到，我不知道我們是不是被關在一個地方，就算被關住了，你還是有辦法找到自己要的生活。

接著，又有位同學整理她過去的閱讀與現在處境，說出她對「被關」的看法，人都被關在一個個四方盒子裡面，可是當我自由的時候，是我能選擇我要到哪個四方盒子……當我被關起來……沒有能力選擇想要去做什麼，可是當你不能去做的時候，就有一種被關起來的感覺……所以能夠體會病人的感覺。

後來，引起話題的同學，繼續比較她此刻與過去實習的經驗，也就說出，奇怪，這裡門鎖得緊緊的，可是我沒有感覺自己被關起來，可能因為我可以出去……這是一種經驗的比較……以前實習都要做很多routine（例行常規）的事，我覺得很討厭，雖然那裡病房門都是開的……卻覺得自己被關著，每次一實習完，就覺得自己被釋放。此時另一位接著說，我們被自己關住了，當學生由外在的有形世界，對應著無形的心理空間，帶領者則再次強調有形的現實空間，可是我們這裡門是關著的，同學又反應，……可是我們的思想是自由的……，就像我們現在討論，我們還可以把它抓來這個時空討論，同樣的，我們也可以去想像未來的生活。

學生又由病人住院的處境反省自己感受，回憶起過去實習中受限制的經驗，此時發現另一種存有的立場，提到，對呀！……那時候我們實習，怎麼想也想不出有什麼好滋味，因為不理解為什麼每天要那麼緊張，做那

麼多的事……可是當初如果能換個角度，可能就不會那麼痛苦。呼應著人是被侷限住的，但思想是自由的，了解以思想的自由，跳出自身的牢籠，達到身心的安寧。

當五次團體結束時，一位學生在實習心得上寫出自己的體悟，本來擔心自己再也沒有這樣的（學習團體）機會成長，自己該向誰學習呢？其實，這是不需擔心的。因為看過團體之後，我知道可以從周遭去學習，生活在人的世界中，我們隨時皆可從周遭去學習，不必拘泥在團體，人人皆為我師，隨時都可以從身邊的人事物去學習。

團體對話的視域，從目前的團體經驗，推演至實際生活的問題。思緒在不同時空中流竄，團體中，思考當下的感受，整理過去的經驗，找出另一種面對未來生活的存在方式，療癒自己過去的無力，相信自己能獨立面對日後的學習生涯。從被關的感受、擔心失去學習的機會，到採用另種觀看的角度，顯示在團體對話過程中，自發形成新的態度，展現自由意志對自身的意義（Frankl, 1946/1976）。

二、投身對話，發現自我

學生在團體中，經由彼此討論病人的行為，觀看自身，經驗到自己的處境與變化。由試圖理解病人而發現自己，並且比較現在與過去的自己。

（一）試圖理解病人而發現自己：「我們看他們，就好像在看自己」

學生對病人在團體中不斷找答案的方式感到不解，後來發現自己在學習團體中也是如此。

第一梯實習的第二次團體中，學生談到觀察病人團體中，一位25歲，躁鬱症的女病人與其他病人之間互動的情形，她會徵求每個人的答案，可是我不知道她到底有沒有聽進去，我覺得她只是不斷地在找！同學們接著

在團體中說出對這個病人的觀點，她在找答案，可是自己已經有個答案。帶領者聆聽學生對病人的一段抱怨時，苦思該如何讓學生理解病人的立場，當聽到學生做上述評論時，發現這是切入的機會。

　　由學生自身的體驗，發現共有的立場，利於學生對病人的理解。帶領者回應著，剛聽你們在談，「當我在提問題時，我心裡多多少少都有些答案？」之後，另一位同學談到，我是覺得自己在提出問題的時候，心中有個雛形，別人在講的時候，就會抓來一些自己想要的。有位同學接著說，我們在問問題的時候，如果答案不是自己想要的，就會再問第二個人。（沉默10秒）帶領者就繼續問到，那我們今天在這裡是做什麼？團體沉默（45秒）後，一位同學說，我們在看他們，就好像在看自己，……是不是我對這些東西有感覺！……可能會去看到自己的東西，會更清楚！

　　臨床教學中適度使用沉默可以增加學生自省的能力（Evans, 2000），沉默時使個體能有時間仔細地分析他人的論點，同時，也較不會將自身的觀點強加在他人身上（Jaworski, 1993）。團體對話中的沉默也是個人進行內在對話的時候，在上述案例中，帶領者容納團體中的沉默，發現學生在沉默中，反省到自身一如病人，也是已有定見的提問者。

（二）比較現在與過去的自己：「發現自己比較不會說別人不好」

　　由病人的情況，比較不同時空中自己的處境，發現自己的改變。

　　當學生在第四次團體中，談及青春期的個案與其同學相處的困擾，帶領者希望藉此引發同學反省自己的經驗，就問其同學相處的情形，有位指出，像以前遇到難溝通的人，會說她不好，可是來這邊之後，會想以前同學生氣的時候，她想表達的是什麼？一位同學後來說到，我以前遇到這樣的同學，就閃啊！少接觸，不理她，現在就比較不會躲她。帶領者好奇她如何發現自己的變化，就問及，什麼時候發現自己有不一樣？學生答道，

其實我剛才發現的，因為老師在問，剛才就去想最近的生活。

　　上述帶領者引導學生在說的行動中反觀自身，在回答問題的反觀中發現自己的不同。言說者自己也是聽者，人從言說中了解自己（余安邦、薛麗仙，1999）。在上述團體過程中，帶領者引發學生產生反映性思考（reflective thinking），說出自己的經驗，經過團體對話去思考自己的處境。由於團體中成員可以有不同觀點，藉著比較自己與他人經驗，如，我們在看他們，就好像在看自己；或自己現在與過去經驗，如，發現比較不會說別人不好，能夠更清楚的認識自己，培養出對他人與自己行為的敏感度，這種敏感度可以幫助我們體會對方的立場，因此能夠提升關懷他人能力。

三、反觀自身，悅納他人

　　透過團體對話，學生省察自己的經驗，能夠體察病人的立場，進而學習照應他人的方式。

（一）體察病人的立場

　　由反觀自己的學習態度，諒解病人的「自我中心」。

　　第二梯次的第四次團體，開始時，學生討論病人團體中一位躁鬱症女病人，不聽別人（護生）的意見。我覺得××非常以自我為中心，她都希望別人聽她講的，可是別人跟她說的好像她都不聽。在一陣討論後，有位同學分享自己與老師討論學習困境的體認，其實，我們來這學習，就需要用經驗驗證，……別人講的，若自己沒有嘗試，就永遠都不是自己的。另一位同學聽了就根據這個觀點回應，所以她（病人）會（需要）自己想辦法去體驗！團體快結束時，最初提問的學生反省到，後來想一想，說病人不想要聽我的，好像也是我自己的主觀。因為自認很了解，其實也不一定。

（二）傾聽勝於建議

經由說出自己的體驗，了解需要傾聽病人的抱怨，不必做太多分析、建議。

前述過程之後，其他同學又提到，他們（病人）講的事情，很多都不是我們經驗過的。再怎麼努力去想，還是不知道怎麼辦？帶領者詢問其他同學的經驗，有位說到，如果是我，還是會給建議，會用我的想法來跟他講我的感覺。又有位同學以自身的體驗說出不同的觀點，我覺得像在（宿舍）寢室，需要情緒宣洩，其實不一定要（別人）給意見。就是希望別人聽聽抱怨，不要做太多分析、建議。她又繼續說出立場，有時候面對病人的時候，免不了會有責任，所以就給建議，犯的最大毛病就是，每次病人說什麼，還沒聽清楚病人的立場，就開始給他建議。

由上述兩個例子中，學生先說出對病人行為的困惑，再由反觀自己的經驗，體認病人的立場，尋找另種對應病人的方式。這種學習是透過團體中對自身行動的察覺（若沒有自己嘗試，就永遠都不是自己的），由對話反省自身而理解他者。

四、由人觀己，回歸家庭

實習結束前的團體，學生能夠真誠地說出被喚起的家庭經驗，包括自己對家人的影響，及家人對自己的影響。經由檢視過去的經驗，找出另種生活觀點。

第一梯次第五次團體中，學生從觀察病人團體，聽到病人的壓力來自父母的關心，反省自身，我才想到一個人在臺北只要心情不好，不論大小事就打電話回家，……因為自己講過就忘了，可是家人可能還帶著這個包袱過日子，自己是不是也造成了家裡的壓力？

在第二梯次的第五次團體中，學生也提到對家庭的看法，精神科實

習，發現「家庭」很重要，是個很大的結，……有時候會想，試著想讓那個結鬆一點，可是我覺得很難喔！後來在帶領者引導下，一段時間之後，她提到自己家庭的經驗，我的家人相處有一點問題，就是容易起衝突，我就會陷在那種情緒之下，可是現在會去分析那個衝突，比較能夠去想。帶領者再問到，（能夠去想）對妳的生活有幫忙嗎？她接著說，不會一直陷入那個情境，我會再看清問題，可能比較不會停在那裡。

　　學生由觀察病人團體中談論的家庭互動，反省到自己與家人的關係，包括自己給家人造成的麻煩，或是家人給自己的困擾。成員在團體剛開始時，只是淡淡地說出家庭是個難解的結，後來才具體說出自身的家庭經驗，可能是因為團體之初，成員也在試探能說多少，到團體後期，感受到團體的支持性，才能談自己的家庭經驗，進而反省與重整自己與家庭關係。

表4-2　對話與關懷的類別

對話	關懷	內容
護持探問	找尋存在	「為什麼病房要鎖門？」
投身對話	發現自我	理解病人而發現自己 比較自己的過去與現在
反觀自身	悅納他人	體察病人立場 傾聽勝於建議
由人觀己	回歸家庭	「自己是否也造成家裡的壓力？」

討論

　　團體對話中，學生能夠轉化其與自身及他人的關係。這種能力是無法由外力強植於個人內心，而是在成長的情境中，由內在生發出來。這個成長的過程，涉及學習情境的多元性、師者的催化角色、學習者的觀照能力。

一、學習情境的多元性

　　學習情境的多元性，包括困頓的經驗、對話的團體、及觀察與實踐的場域。

　　成為照顧者，不僅涉及提供照顧的知識技術，還需省察自己的價值觀，以及做為一個人的成長經驗。目前以醫療模式為主的護理教育，多數的實習課程是忙碌於外在知識技術的學習，較少關注內在經驗中的困頓。某位在精神衛生護理學實習的學生，在作業中寫到這種經驗，*每當我一再的接觸她，觀察她，一次次的我也反省內心的自我，也是對我人格的挑戰⋯⋯。*在照顧精神病人的情境中，必須有充分的空間與時間面對自我與他人的存在。若是以重視知識、理性的線性思考方式，缺乏面對自己的感知，是難以理解病人。經由反思案例經驗的行動（對話）中反省，而產生由行動與經驗的鍛鍊而生成的關懷能力。

　　師生之間持續且平等的關係，利於人格的陶養，定期且持續性的團體，不僅利於建立穩定的信任關係，促成團體的內聚力與安全感；並由人我間不同的經驗，造成對話的豐富性，也較個別指導的方式更貼近於實際生活。然而小組教學，如果缺少對話，淪落為小型演講，學生的思考空間就會受到限制。

　　臨床教學透過示範、對話、實踐和確認，培養關懷能力（Hughes,

1992）。本研究非結構式團體，團體的話題，不是事先設定的，而是根據
學生團體或病人團體當下的訴說，使成員感受到尊重、信任。此外，兩階
段團體的觀察以及分享與討論，有助於個人或專業關懷能力的養成。本研
究之團體只進行五次，不易深入處理學生的個人家庭困擾。如果增加此種
團體對話，利於學生整理個人生活情境的困擾。但是，採行此種自由敘事
的團體對話，需要考量老師的習性，以及學生的接受性。

二、小組教師的導引

學習團體中，教師必須能夠敏銳的察覺與傾聽團體的進展，這樣才容
易適時引導對話；若以權威者角色灌輸知識，無法幫助成員產生真誠自在
的互動，就難以培養關懷能力。

當教師或護理人員成為團體帶領者，常被學生視為是知識的擁有者
或是照顧的專家。團體初期，學生易於向帶領者尋求答案，而缺乏彼此對
話。此時，需要將學生的提問轉成團體討論的話題，如，詢問大家是否清
楚剛才的問題，或是其他人員是否有類似困擾或經驗等。有時，當團體對
話至某時段（團體進展的中期），帶領者可詢問剛才提問者，可否由對話
中找到解答；此時，若提問者表示已經發現答案，則請他說出來，使他經
由說出的過程，整理思緒與成員分享；若表示沒有答案，仍然感到困頓，
或抗議老師未解答，則表示可以繼續討論。同時，帶領者需要承擔學生的
要求或不滿，明白這是學習必經的思辨過程，繼續引導成員互動，使能發
現自己的答案。帶領者營造出像一位夠好而不是完美母親般的團體氣氛
（group as mother），讓學生能自由自在的成長，走出屬於自己的路。

小組教師需要信任團體（trust the group）並且隨時檢視自己（monitor
self）（蔣欣欣，1996、1999），以引發團體成員的互動。

信任團體，意旨相信團體成員在對話的述說中，可以發現自己所需要

的安頓或啟發。因為，人的存在與人們對自己的解釋是分不開的，只有在講述自己故事時，自己才是自己，自己才能認識自己。同時，在彼此述說過程中，不僅發現答案，也可將回答在瞬間轉成新的提問，使問中有答，答中有問，產生不同情境間的交融（滕守堯，1995），呈現語言具有表達與引發的功能，自發性高的語言，有益於當事人處境的康復。經由承認他者，調整自我與他者的關係，直到自我與他者、與其他萬物整合於道，因而超越一切意義建構而融合於道（沈清松，1997）。

　　檢視自己，是帶領者在團體過程裡的行動中反省，隨時保持內觀，將自己對成員之原初的反射，化為能夠引發成員的反映，這種反映如同一面鏡子，不帶批判的提供照現，使相互對立的雙方在相互平等、尊敬、友善的平衡關係中，以欣賞式的批評生成對話（滕守堯，1995；朱光潛，1988）。

　　當學生對精神病房門禁管制提出批判時，帶領者的內在原初想法是：「這種關於現實情境的批判，對當下的照顧與學習沒有幫助。」但隨即又反省到自己這種想法，對學生的學習也是無益。因此，試圖理解學生想法，產生具有反映功能的對話。因此，以欣賞式的評論，說出彼此共有的存在立場，「我們都被關在一個地方」，讓學生得以反觀自身，不再把對話專注於批評外在環境，從而轉為省察內在經驗。這種反省是一種從內在的感知去找尋出路，經由個人內在與外在的對話，找出「就算被關住了，你還是有辦法找自己要的生活。」的超越之道，學會對自己生命負責。

三、學生的觀照

　　學生的觀照能力，包括對外在與內在世界的感知。經過對內在經驗的檢視，理解他人的經驗；經過外在世界的體察，形構內在經驗世界。團體對話提供照現與了解。

　　這種照現，即是團體的鏡照反應（mirroring reaction），意旨團體如同設有鏡子的大廳，經由彼此照現，而產生自我修正復全（Foulkes, 1984b）。當學生認真的傾聽對方（說者）的聲音，才可能經由聽到他人的話語，引發自身在腦海中萃取出個人過去經驗，重現的經驗與現有的訊息不斷交織，才能「在自身之外反觀自我」，即藉著他人照現自己，我們在看他們，就好像在看自己。透過自我觀照，脫離過去實習經驗造成的束縛，找到面對工作的立場，這種自我超越不是疏遠我與自身或環境的關係，而是脫離過去自我設限的部分，產生個人內在、外在及不同時空界限的開展（Reed, 1996）。本研究指出，學生在團體中經由理解病人、比較自己現在與過去，而更認識自己。由個人經驗的整理，而更能關注病人的處境。

　　觀照是由身體經驗出發，投身於現實而生的困頓感，是轉化的源頭。本研究的四個關懷內容，都是源自內在的不安所引發的反思，使個人內在經驗得以重現、整理，找出事理，再投射於對他人，形成一種互為主體的理解。學生對病人處境的困惑，經過團體對話，反觀自己的經驗，得以同理病人的抱怨、不接受意見、生活受限制的立場，開放出自身心靈的自由，進而能推己及人，找出照顧病人的方式。顯示師生流動於自身存在（自我了解、存在意義的呈現）與他人立場（照應他人、家庭經驗的重現）之間，不斷共同建構經驗，產生新的意義。

結論

　　人性情懷與人文關懷，是護理教育重視的議題。關懷涉及一種人我關係的反思實踐，是透過觀照自我及他人的內在與外在的互動經驗，本文指出團體對話的護持探問、投身對話、反觀自身、及由人觀己，引發相互觀

照與關懷，共同找出存在意義、增進自我了解、理解對方，及重整家庭經
驗。這些對話與關懷的素養，源於多元的學習情境、教師的導引，以及學
生的自我觀照。

參考文獻

余玉眉（*1986*）。護理教育的理念。*護理雜誌，33*(3)，11-14。

余玉眉、蔣欣欣、陳月枝、蘇燦煮、劉玉秀（*1999*）。質性研究資料的量
　　化及詮釋—從研究例證探討臨床護理研究方法與認識學，第二部分：
　　研究例證之分析與詮釋。*護理研究，7*(4)，376-392。

余安邦、薛麗仙（*1999*）。關係、家與成就：親人死亡的情蘊現象之詮
　　釋。*中央研究院民族學研究所集刊，85*，1-51。

沈清松（*1997*）。復全之道—意義、溝通與生命實踐。*哲學與文化，
　　24*(8)，725-737。

朱光潛（*1988*）。靈魂在傑作中冒險：考證、批評與欣賞。*談美*（初版，
　　45-53頁）。臺南：大夏。

曾雯琦、蔣欣欣、陸汝斌（*1998*）。不同型式學習團體對臨床護理實習的
　　效果。*國科會研究彙刊，8*(1)，1-8。

蔣欣欣（*1985*）。護士在住院病人團體心理治療中的支持性角色。*榮總護
　　理，2*(3)，289-295。

蔣欣欣、馬桐齡（*1994*）。生命成長之展現—「護理專業問題研討」課程
　　之迴響。*護理研究，2*(4)，339-348。

蔣欣欣（*1996*）。自我與團體—團體治療在護理領域應用之自我案例分
　　析。*中華團體心理治療，2*(2)，3-11。

蔣欣欣（*1999*）。團體分析的沿革與發展。*中華團體心理治療，5*(3)，4-10。

滕守堯（*1995*）。對話理論。臺北：揚智。

Barker, R., & Reynolds, B. (1994). A critique: Watson's caring ideology, the proper focus zf psychiatric nursing? *Journal of Psychosocial Nursing, 32(5),* 17-22.

Benner, P. (1984). *From novice to expert.* California: Addison-Wesley.

Benner, P. A., Tanner, C. A., & Cheda, C. A. (1996). Appendix A. Background and method. In *Expertise in nursing practice: Caring, clinical judgement, and ethics.* New York: Spring.

Benner, P., & Wrubel, J. (1989). *The primacy of caring.* California: Addison-Wesley.

Bevis. E. O., & Murray, J. P. (1990). The essence of the curriculum revolution: Emancipatory of teaching. *Journal of Nursing Education, 29*(7), 326-331.

Brandman, W. (1996). Intersubjectivity, social microcosm, and the here-and-now in a support group for nurses. *Archives of Psychiatric Nursing, 10*(6), 374-378.

Chiang, H. H., Tseng, W. C., & Lu, Z. Y. (1997). The mirror phenomena in clinical group supervision for psychiatric nurses. *Proceedings of the National Science Council, 7,* 363-370.

Clarke, B., James, C., & Kelly, J. (1996). Reflective practice: Reviewing the issues and refocusing the debate. *International Journal of Nursing Studies,33,* 171-180.

Cohen, J. (1991). Two portraits of caring: A comparison of the artists, Leininger and Watson. *Journal of Advanced Nursing, 16,* 899-909.

Darbyshire, P. (1995). Lessons from literature: Caring, interpretation, and dialogue. *Journal of Nursing Education, 43*(5), 211-216.

Diekelmann, N. (1990). Nursing education: Caring, dialogue, and practice. *Journal of Nursing Education, 29*(7), 300-305.

Diekelmann, N. (1993). Behavior pedagogy: A Heideggerian hermeneutical analysis of the lived experiences of students and teachers in baccalaureate nursing education. *Journal of Nursing Education, 32*(6), 245-250.

Evans, B. (2000). Clinical teaching strategies for a caring curriculum. *Nursing and Health Care Perspectives, 21*(3), 133-137.

Frankl, V. E. (1976)。*從集中營說到存在主義譚*（譚振球譯；六版）。臺北：光啟。（原著出版於1946）

Foulkes, S. H. (1984a). Group Therapy. In S. H. Foulkes (Eds.), *Therapeutic group analysis* (pp. 50). London: Maresfield.

Foulkes. S. H. (1984b). Psychodynamic process in the light of psycho-analysis and group analysis. In S. H. Foulkes (Eds.), *Therapeutic group analysis* (pp. 108-119). London: Maresfield.

Grams, K., Kosowski, M., & Wilson, C. (1997). Creating a caring community in nursing education. *Nurse Educator, 22*(3), 10-16.

Guynn, M., Wilson, C., Bar, B., Rankin, K., Bernhardt, J., & Higgins, B. (1994). Caring groups: A participative teaching/learning experience. *Nursing and Health Care, 15*(9), 476-479.

Higgins, B. (1996). Caring as therapeutic in nursing education. *Journal of Nursing Education, 35*(3), 134-136.

Hughes, L. (1992). Faculty-student interactions and the student-perceived climate for caring. *Advances in Nursing Science, 14*(3), 60-71.

Jaworski, A. (1993). *The power of silence*. London: Sage.

Leininger, M. M. (1988). History, issues, and trends in the discovery and uses of care in nursing. In M. M. Leininger (Eds.), *Care: Discovery and uses in clinical & community nursing* (pp. 11-28). Detroit: Wayne State University.

Nelms, T., Jones, J. M., & Gray, D. P. (1993). Role Modeling: A method for teaching caring in nursing education. *Journal of Nursing Education, 32*(1), 18-23.

Paterson, J. G. & Zderad, L. T. (1976). Humanistic nursing: A lived dialogue. In J. G. Paterson & L. T. Zderad (Eds.), *Humanistic nursing* (pp. 23-40). New York, NY: John Wiley and Sons,.

Reed, P G. (1996). Transcendence: Formulating nursing perspectives. *Nursing Science Quarterly, 9*(1), 2-4.

Rhodes, C. (2000). Ghostwriting research: Positioning the researcher in the interview text. *Qualitative Inquiry, 6*, 511-525.

Shaffer, M. A., & Juarez, M. (1996). A strategy to enhance caring and community in the learning environment. *Nurse Educator, 21*(3), 43-47.

Silverman, D. (2000). *Doing qualitative research: A practice handbook*. London, UK: Sage.

Sword, W. (1999). Pearls, pith and provocation. Accounting for presence of self: reflections on doing qualitative research. *Qualitative Health Research, 9*(2), 270-278.

Tanner, C. A. (1990). Reflections on curriculum revolution. *Journal of Nursing Education, 29*(7), 295-304.

Watson. J. (1 989). Transformative thinking and a caring curriculum. In E. O. Bevis, & J. Watson (Eds.), T*oward a caring curriculum* (pp. 51-60). New

York, NY: National League for Nursing,.

Yalom, I. D. (1975). *The theory and practice of group psychotherapy*. New York, NY: Basic Book.

The Caring and Dialogue in Small Group Learning

Within the context of humanistic nursing education, the intensive group experience could facilitate students' constructive learning, growth, and change. To explore the nursing students' caring attitude learning in a psychiatric unit, this study sought to find how the small groups transformed the self through dialogues. The authors, as facilitators of the group, conducted the students and patients groups to facilitate this kind of learning. The small group learning held for students immediately after the students observed the interactional process of inpatients' group. The students' groups were tape-recorded and transcribed verbatim. At the same time, personal journal of group facilitators and group members were written to improve the credibility of the data. Using phenomenological approach, four themes emerged to represent how self could be transformed from the interacting with others in the group: (1) cultivating interpersonal sensitivity to promote self understanding, (2) inducing the inner work to find the existential meaning of presence, (3) recalling the personal experience to empathize others, (4) being authentic to recaptulate primary family experience. Both the multiplicity of learning environments and the reflection of group facilitators and members were fully discussed as ways of eliciting caring attitude from the small group learning.

Keywords: dialogue, caring, self, small group learning, nursing education

第五章　反思學習

摘　要

　　本文旨在探討團體對話的反思學習歷程。由護理導論課程的教學日誌、學生作業及討論紀錄等資料，進行反思分析。結果發現團體對話的反思學習歷程，包括驚奇、身陷其中、啟發三個階段。驚奇階段，學生意識到不同於以往的學習氛圍與教導態度；身陷其中的階段，孕育著主動探索、相互學習與鍛鍊思考；啟發階段，學生認識對話的價值、省察護理活動中的關懷與設定人生的目標。最後根據此反思學習歷程，討論學生的自主性，學習的親身性以及教學的互為主體性。

關鍵詞：小組教學、團體對話、反思學習、關懷、啟發

絮語：

　　我們大家一起討論時，老師也提出問題，讓我覺得老師也有在聽，也有跟我們一起想，雖然是個小舉動，但是讓我們覺得準備的有價值吧！（87-8頁）

前言

　　教學的歷程裡，如果教師總是一味地傳授知識與準確的技術，將會使學生失去經歷驚奇、發現問題、試探假設、評值等重要的智能習慣（intellectual habits）（Noddings, 2003）。反思學習（reflective learning）異於傳統被動聽講，是一種讓學習者主動參與的深度學習，使個體在學習歷程的對話中重新考量原初知識、自我感知與生活經驗，對生命產生新的了解（Brockbank & McGill, 2007）。當學習者在人我互動歷程中，重新檢視自己的人生，真誠的面對自己的感受，接受本身的條件與限制，了解人的有限性，就不會以高度理性化的冷酷對待他人（Noddings, 1967/2000）。學習者也能了解自己所在的位置，及對他人的意義，進而發展自己的目標（Rogers, 1961/1990），讓每一剎那的生存，都是具有意義且充實的，進而全心希望每個人，都能找到生命意義的快樂（Ricard, 2003/2007）（Foucault, 1988）。

　　這種深度的學習，是通過人與人的互動經驗。不是由上而下的理論灌輸（Mezirow, 1990），是在參與對話的實際體驗中取得知識（Birchenall, 2000）；不是表淺知識內容之獲取，是產生轉化生命經驗的深度學習（Tanner, 1998）。由團體對話的融入（embeddedness）與探詢（enquiry）（Pines, 1996），師生間平等且沒有權威宰制的關係，學生容易融入討論。進入對話，學生能發展自主能力、進行自我探索、增進人際敏感度、找出存在意義，形成自在自得與愛人能力的自我轉化（第二章）。在深度學習中，學習者對於知識、自身與世界進行反思，發展批判性思考的能力（Mezirow, 1997），學到如何提出問題，而不只關注問題的解決（Kupperschmidt & Bums, 1997）。

　　小組教學顛覆過去由專家講授的教育方式，重視學習者主動參與對

話。以小組的形式進行，可以讓每位學生都有說話的機會，透過述說，逐漸澄清自己的欲望與價值。教育者是團體互動的催化者，讓學生自在的陳述與共構世界。但是，如果小組教學中師生或同學之間的獨白多於對話，就無異於傳統講授，只是由大班講授換成迷你型演講，學習者依然落於被動聽講的處境，無法產生主動學習的負責態度。

團體對話雖能促進學生多元與深度思考，但是對於長期接受升學主義洗禮，習慣被動聽講的大學一年級學生來說，是否可能在此種學習產生深度思考？這種反思學習的歷程爲何？因此本研究目的是在探討大學一年級的護理學系學生在「護理學導論」課程中的反思性學習歷程。

方法

以「實踐者即研究者」之基本立場，參與「護理學導論」課程設計與授課，依據教師個人的教學日誌與學生學習心得與討論對話紀錄，於課程結束後，進行內容分析。

一、對象

研究對象爲某大學護理學系於2006年修習「護理學導論」課程的新生，男生5人、女生36人，共計41人。分組教學時，全班分成8小組（由學生自行決定分組方式），每組5至6位學生，每個小組由受過小組教學訓練之教師帶領，依據分組討論的指引（表5-1）。每次分組教學之前，教師們先商討該次學習重點，約30-40分鐘。期末安排各組分享討論成果的期末報告，報告題目由學生自行擬定（表5-2）。

表5-1 分組討論指引

項目	內容
目的	1. 分享經驗，促進合作性學習 2. 認識自己與護理專業的關係 3. 商討實地訪談的學習與困擾
方法	1. 流程（100分鐘） 　(1) 暖身（由同學提出個人閱讀或訪談的經驗）10～20分鐘 　(2) 提出議題（共同決定此次團體討論的話題）10分鐘 　(3) 議題討論 40～50分鐘 　(4) 總結（整理討論重點並分享心得）15～20分鐘 2. 討論主持人由教師及一位學生共同擔任 3. 團體觀察員，負責記錄團體過程

二、課程設計

「護理學導論」為護理學系一年級的必修課，每週2小時，為期18週，課程進行方式包括講授、實地訪談，以及五次小團體分組討論及四次成果分享報告。三次講授的題目分別為護理與人生（護理教師分享個人的護理故事）、生活在歷史之中（認識護理的傳承），以及邀請參與印度垂死之家照護的老師介紹其經驗（了解人間的疾苦與關愛）；五次小組討論的主題為「我的抉擇與盼望」、「生病的失與得」、「護理照顧的發現與省察」、「讀書心得分享」、「總回顧」。每次討論結束後，學生撰寫個人學習作業（包括重要的經驗與心得），這些作業也成為團體期末報告的文本。小組討論主題之安排是循序漸進的，在「我的抉擇與盼望」的分組討論，教師認識同學，同學間相互交流，省察自己選擇護理學系的意願與價值。實地訪談，包括他人的生病經驗與護理人員的照護經驗，先訪談鄰人的生病經驗，之後，再訪談擔任護理人員的學長、學姐或親友，由生活層面到醫療體系。

表5-2　成果報告內容

組別	題目（學生自訂）	內容重點
一	這一刻誰來談護理？	人的基本需要、病人承受異樣的眼光、護理人員的自責與負責
二	潛水鐘與蝴蝶	關於安樂死的安寧照護
三	是誰？！搶走護士們的飯碗？	比較公共衛生與護理的教育、法案、業務（訪問副署長、參觀衛生所）
四	如何爬護理階梯？	護理能力進階制度、男護士
五	死亡筆記本	死亡的定義、安樂死、病情告知（影片：一公升的眼淚）
六	你會是一名好護士嗎？	護理人員與病患的人際關係、護理師執照考試
七	病人心、護理情—深入護理	護理工作面臨之倫理法律議題（離職原因、北城事件等）
八	Who is a good nurse?	成為好護士的重要特質：同理心、信仰、專業

三、資料蒐集與分析

　　本研究資料來自期末作業、小組討論紀錄、期末團體報告以及研究者的教學日誌。研究者反覆閱讀文本，找出較為具體經驗的描述。初步分析後，將資料歸類為學習方法的省察、省察後的探索、探索後的領悟三項，以反思分析（reflective analysis）的經驗（包括直接經驗與間接經驗）與立場（包括信念、價值、意願）（Embree, 2006），確定分項內容、項目名稱與項目之間的關係，最後，修訂項目主題為驚奇、身陷其中、啟發三個歷程。分析結果由研究者之間取得分項與內容之一致性之後，將結果交四位參與課程的學生審閱，澄清結果主題與不明確的語句，增加研究結果

的可靠度。

四、研究倫理考量

　　本研究通過陽明大學人體試驗暨研究倫理委員會匿名審查通過。於取得到參與者同意後，在資料分析與描述時，以匿名方式，保障個人隱私。

結果

　　本研究發現學生學習經驗與立場，呈現驚奇、身陷其中、啟發三個階段的反思歷程。

一、驚奇

　　驚奇是指學習者經歷著不同於過往的教與學，而感到訝異，引發不一樣的學習。

（一）不一樣學的氛圍

　　不一樣學的氛圍包括：需要參與，無法上課睡覺；需要思考，無法依賴老師與教科書；需要把握時間，無法嬉鬧。

1. 需要參與，無法上課睡覺：學生由課程名稱預設這是一堂無趣的導論課，但是在課程實作中，改變這種原先的想法，發現這不是一堂用來休息的課，說實在的，我一開始認為，既然這堂課叫「護理學導論」，應該是一堂和課本脫離不了關係的課吧！大概就是老師在臺上講得口沫橫飛，學生在下面睡得東倒西歪的那種。但是，當第一堂課老師要我們分組，並且各組都有一個老師時，我知道，這堂課絕對不是一堂用來休息的課了！

2. 需要思考，無法依賴老師與教科書：學習者最初以為學習是依靠

精美教科書、教師講解、考前畫重點。透過實際參與課程之後，學生意識到不同於過去的學習方式，我以為是像高中那樣，有一本印刷精美的課本，上課方式是有位老師在臺上，慢慢的講內容，其中還可安插些自己的經驗，最重要的是考前還會幫我們畫重點。但是，我錯了！沒有所謂的課本，沒有只有一位老師（多位），沒有大家一起上課而是分組帶開上課（PBL）。另一位學習者也提到，不再是只要坐在位置上聽老師講，而是需要大家一起思考，說出每個人的感受。

3. 需要把握時間，無法嬉鬧：此課程不同於過去經驗中的小組討論，學習到時間與主題的掌握，之前在高中的時候也曾有過幾次的分組討論經驗，可是缺少了Time keeper（時間控制員），時間總是在人家的嬉戲打鬧中一點一滴的溜走，而討論出來的主題內容也空洞無比、缺乏內容。所以，從護導的小組討論過程中，我才真正的學習到規劃時間、時間掌控，以及如何有效的把主題討論出來的技巧。

（二）不一樣教的態度

不一樣教的態度是指教學策略改變，學習過程中教師生動的開場、用心聆聽、適時提問，使得學生產生好奇心並用心探索。

「護理與人生」的課堂裡，八位帶組教師分享個人專業與生活，這樣的開場引起學生的好奇心，老師們現身說法，說明從以前到現在一些護理的經驗、護理人員所應具備的觀念……老師們的開場白很生動，讓我對這堂課有了濃烈的好奇心。

討論的過程中，老師用心聆聽學生的觀點，適時提問，增進學習的動力。一位學生提到他的觀察，在我們大家一起的討論中，老師也提出問

題，讓我覺得老師也有在聽，也有跟我們一起想，雖然是個小舉動，但是讓我們覺得準備的有價值吧！另一位學習者提到，其實有很多地方我們都只是講一個故事的表面，老師就把話題帶到一些很值得討論的地方，接著就會帶著我們討論，說說自己的看法。

討論過程中，教師的態度，讓學習者感到自己的努力受到肯定，這種自我肯定不是由考試或分數所建構，而是來自教師重視學生的想法，以及用心的引導。

二、身陷其中

當學生驚訝於不一樣的教與學之後，不再只是被動的等待教導，而是親身參與學習，包括主動的探索、相互學習與訓練思考，自己負起學習的責任。

（一）主動探索

親身參與學習情境，使學生產生對知識的需求與好奇，進而主動探索環境。

我覺得護理學導論，其實可以說是給了我很大的驚奇，比起我一開始的不怎麼期待，到最後每堂課的身陷其中。身陷其中，使得自己成為主動的學習者，學生主動去圖書館找資料，我發現，雖然整個課程裡面沒有要我們去看護理學導論這本書，但是很奇怪，我自己自動跑去圖書館找了書來看……。此課程最後的團體報告結束後，學生依然抽空參與校外醫學人文的活動。學習者注意到自己是，開始漸漸不會消極的接受醫療之事，而是主動的去吸收相關方面的知識。

（二）相互學習

小組討論的相互學習，能夠醞釀出快樂的氛圍，一位學生如此描述

其經驗，小組討論使得每個人必須去認真思考共同的問題，每個人的想法也都不一樣，藉此就可以互相的影響……，不知不覺也有了一股團結的力量，分工合作的去找資料，一起討論問題，學習過程中，現在回想起來，真的十分快樂。

（三）鍛鍊思考

　　學生在親身參與學習的過程中，產生不一樣的思考。一位同學如此述說，透過這種上課方式，雖然未必可以讓我們應付「執照考試」，但是讓我們有了不一樣的「思考」……，讓我們的腦袋運動，訓練自己「稍稍專業」的思考方式，透過訪問病人、訪問護理人員、讀書心得，抓出「護理」的東西，互相討論，不論是對於過去、現在、未來！這種身陷其中的腦袋運動，是源於深刻感觸的體悟，坐而論道不如起而力行，書中的理論固然是前人智慧的結晶，但能永遠支持著我們以堅定無比的心來走護理這條長遠的路所需的啟發、信念與感動，卻是我們有了深刻的感觸後才能體悟的真理。

　　在身陷其中的境遇裡，學習不再沉悶而是有趣，由相互學習與思考的鍛鍊，產生快樂的學習。

三、啟發

　　由親身投入的身體經驗，學生對經驗進行審視與詮釋，產生實踐之智，包括認識對話的價值、省察關懷者的角色、設立人生的目標。

（一）認識對話的價值

　　藉由省察親身參與實地訪談與小組討論，體認對話的意義，我想，我終於知道，為什麼我們要修護理學導論這堂課，為什麼要去訪問，為什麼要一次又一次的討論。在討論中，我們能學到的，遠遠比老師上課教的還

多。另一位學生直接指出對話幫助其認識護理專業，很慶幸，每次的分組討論並不是要耍嘴皮子，而是一次次的經驗分享、思慮交換。我想，這門課確實是很成功的把我「導入」了護理的領域。

（二）省察護理活動的關懷

透過團體的師生對話，省察護理照顧的專業態度，包括個人的情緒與病人的處境。

期末團體分組報告時，某組同學的報告中提到，護理人員要能「燃燒自己照亮別人」之後，教師問道，如果把自己燃燒完了，那麼以後怎麼辦？學生答道，燃燒自己是指一種無私的奉獻，未必是犧牲自己，是要去關心病人！雖然不容易做到，但是，真正的愛是默默的照顧，卻不讓他知道。此時，教師心中讚嘆這種愛人的能力，正想繼續追問，如何可能實踐於現實生活？當下，有位同學卻更直接地問到，如何在燃燒自己與照亮別人之間取得平衡？接著另一位同學回應著，要保持理性客觀，不要情緒涉入。教師再次提問，但是，人如何可能沒有情感？又有同學說，可以像充電電池，沒電時再去充電。除了課堂上的對話，學生在個人的期末作業，繼續省察這個議題，看到病人受苦，心裡還是悽悽然；因為我們是人類，不是沒有生命的護理機器。由上述的對話可以看到，教師提個話頭，學生們卻產生彼此的問答，直指照護活動的情緒工作。

學生們不僅意識到自身情感的平衡，也觸及病人的心理狀態，一位學生指出「告知病情」的方式，你千萬不可以一次就說出來，有時候他們會承受不了這種刺激：取而代之的是，你可以從旁切入，先給他們一些相關知識，再慢慢的縮小範圍，接著引導他們進入核心，這樣才不會太突然，讓他們措手不及，以致無法接受。這位護理學系一年級尚未進入臨床實習的學生，在觀察互動與對話中，能夠了解病人處境並且選擇合宜的照顧方式。

　　上述小組對話裡呈現的關懷與愛，如果出自教師苦口婆心的勸勉，其教學的意義遠不及由學生口中自行的說出。

（三）設立人生的目標

　　透過課程中不同方式的對話，思考人生目標與護理專業的關係，學生期許自己成為靠得住的人。

　　透過「我的抉擇與盼望」的小組討論，由茫然轉而為自己設立目標，這學期的課程中，有一次是討論為什麼會唸護理學系，使我受益良多，藉由和同學們的討論，我不再因為自己是分數到了才填護理學系而感到茫然，我設立了目標，要成為一位好的護理人員。

　　另一位學生提到這門課體驗到，衝擊而不是打擊，這學期的護理學導論，我們沒有背過課文，沒有考過書本中的一詞一句，但我們卻比誰都還明白，未來的我們，該如何繼續在護理這條路上前進，並且隨時隨地的充實自己，成為優秀的護理人員。同時，在終身學習的路上，也思考到，如果可以的話，真的很希望可以一直上這種會為自己的人生觀帶來衝擊的課，而衝擊不是打擊自己的想法，取而代之的是將自己的人生觀提升到更遠更高的境界。

　　發現護理專業契合自己的人生目標，一直想當個可以讓人依靠的人，護理可能就是我最想要抓住的這種感覺，病人可以放心的把自己完完全全交給你，那種靠得住的感覺真的很酷！

　　透過這門課，學生找到歸屬感，我找到的卻是一種很強烈的歸屬感。……好像我來到這世界，就是為了這樣的使命，守候著每個生命，保護每個求助者，讓他們在面對生命最困難的部分時，能夠更有勇氣，努力前進。所以，我想通了既然都是救人，當醫師和護理人員，對我來說，已經沒多大的差異了。

表5-3　反思學習

項目	內容
驚奇	學 的 氛 圍 教 的 態 度
身陷其中	主 動 探 索 相 互 學 習 鍛 練 思 考
啟發	認 識 對 話 的 價 值 省 察 護 理 活 動 的 關 懷 設 立 人 生 的 目 標

討論

　　反思學習的驚奇、身陷其中、啟發三個階段，具有時序性。從驚奇開始，引發反思性學習的技能，包括參與、主動思考、把握時間。身陷其中時，孕育反思學習的內容，包括小組對話的主動探索、相互學習、鍛練思考，檢視各種可能立場，跳脫出個人主觀的侷限，修養自身。啟發的階段，是反思性學習的成果，學生認識到對話的價值、省察護理活動中的關懷與個人學習目標，產生負起責任的照顧自身與關懷他者。

　　本研究結果中，學生在相互學習的內容裡，提到快樂的學習感受，Nodding（2006）指出快樂學習具有準備（preparation）、孕育（incubation）與啟迪（illumination）三個階段，學生在此反思學習的情境中，由最初的好奇，逐漸進入學習場域，注意到自身與他人的關係，自然地涉入共振的情境。這種身陷其中（falling-into）是人存在於世無法避免的處境（Dreyfus, 1995），由於投入而能啟迪出省察與自我期許，產生開

創自我的快樂學習。

　　驚奇是反思學習的樞紐，柏拉圖認爲驚奇是哲學的開始，亞里斯多德將驚奇解釋成驚異與困惑（Arendt, 1977/2007）。當人發現此刻的感知與過去的認識發生不對等（mis-matchedness）（Pribram, 1963），就開始驚奇，驚奇者意識到自己對可知事的無知，就試圖邁向更好的境界，也就是學習的開始（Arendt, 1977/2007）。另有學者指出驚奇（wonder）是結合好奇（curiosity）與驚嘆（awe）的感覺（Nussbaum, 1997/2007），學生們透過驚奇學會去想像還有一個隱藏的內在世界，會把生命、情感和思想放入一個形式裡，這個形式具有一個隱藏的內在。隨著時間，學生們會以更熟練的方式，學著去說護理的故事，也會把別人當作一個廣大深邃且值得尊重的對象。在思想上置身於他人的地位，孕育開放性思考，擺脫依賴教師講授的被動學習，產生心智的擴展，邁向「發現自我（identity），找到呼召（vocation）」的大學教育目標（Maslow, 1971）。

一、學習者的自主性

　　當學生擁有掌控學習內容的自主權，產生一種本眞的存在感，容易促進自發性的學習（Handerson, 1992/1997; Rayfield & Manning, 2006）。分組活動時，由學生自己選擇小組成員，自行決定報告主題，引發學習的主動性，自己去上圖書館、聽演講、找資料，產生自我負起責任（self-responsibility）的學習態度，以「稍稍專業」的思考腦袋，進入思索每項事物意義的沉思型思考（meditative thinking）；不是關注應付「執照考試」，重視利益的算計型思考（calculative thinking）（蘇永明，2006；Heidegger, 1962）。學習不以學期爲劃分的切點，而是不斷的延伸。學習不是應付外在要求，而是滋養自己的歷程。教科書不只是應付考試的材料，而是探詢知識的來源；課堂不是唯一學習的場所，圖書館、校外資源

都是學習的舞臺。這種學習如同遊戲，免於自我疏離，讓學習者成為完整的人，塑造出快樂的學習。但是，反思學習需要學習主體付出冒險的勇氣（Dempsey et al., 2001），因此，學習者的成熟度和準備度，影響反思學習的成效。

二、學習經驗的親身性

知識的運作是源自身體各種感官吸收的訊息，每個當下的經驗，是含括對過去經驗的反思（reflection），以及對未來的期許。

在「驚奇」中不一樣的教與學，以及「身陷其中」的主動探索，相互學習、鍛練思考，顯示學習不是來自外加的灌輸，不是高度結構化的事先規定，而是自己必須參與，是「一次次的經驗分享、思慮交換」，不是「耍耍嘴皮子」。實地的訪察，豐富對話的素材；老師的導引，引入更深層次的對話，在動態的過程中，文本的意義不斷生成，直到無限。對話給我們機會問自己為什麼這麼做，以及思考這麼做會帶來的後果，擴展與修正原初的視野，形成新的觀點，促成實踐性知識（knowing-in-action）（Johns, 1998）。

引導學生運用各種感官經驗產生轉化的學習，是護理教育中相當重要的一環（Rayfield & Manning, 2006）。這種轉化能力，如同一門藝術，由最初的模糊、不明確，透過對話澄清與身體力行，由做中學不斷的創生（Schon, 1987）。親身性促成反思實踐中投入、反思、對話的歷程，培育專業角色的自我超越性（Chiang et al., 2007）。

三、教學的互為主體性

教與學的互為主體性，是指教學雙方重視彼此的存在，形成一個安全自在的學習情境，透過相互對話，培養探索與領悟的省察力。往常，此課程採大班講授時，教師用心準備教材，學生卻上課遲到打瞌睡，認為上

課很無趣。當課程加入對話的元素，學生由不一樣的教，引發不一樣的學習，在驚訝、好奇中體會發現問題的樂趣，省察過去的學習行為，勇於面對內心深處的想法與感受，形成新的洞察（蔣欣欣，2006）。對話是需要一個夠好（good enough）的環境，適時承載著其欲求與情緒（Theodosius, 2008），面對團體中的他者，走出自己侷限（Murray, 2003），使學生能勇於面對自己，承接異於己的他者。當學生卸下武裝，自由地試煉、開展、創造，才能自在地發展真我（Winnicott, 1971），使清淨光明的本性得以展現，產生體知。若缺乏資源與支持的學習情境，是難以孕育具成長功能的省察（Hall et al., 1994）。

　　教師在互為主體的團體對話歷程中，擔任反思學習的催化者，呵護著學生的好奇，同時「把話題帶到可以討論的方向」。是「帶著學習者一邊走一邊想，一邊分析一邊提問，……，讓我想講的話，從她們的口中說出，並反過頭來質疑挑戰我的論點。」（張小虹，2007）。教師促進聆聽與引導討論的能力，助於反思學習的進展。

結論

　　護理學導論課程的團體對話，促成大學一年級學生的反思學習。在反思學習歷程中，驚奇感引發探索的好奇與興趣，喚醒學生為自己學習負責的動力；透過親身的探索，認識自己的感受，關注他人的立場；透過對話與觀察，體悟病人或受苦者的立場，由他人的受苦經驗，省悟自身努力的方向，產生德行之知。這種德行之知，是內在經驗淬練出的體悟，刻劃在個人的生命裡，不是外在規範制約，也不是隨時可被消除的外來知識。

　　以反思學習設計課程時，除注意課程內容的漸進性，考量學生的參與能力，以及教學活動的對話性，更需要注重學生自主性與感知經驗；由其

親身參與而身陷其中的過程，呈現主動探索、相互學習、思考訓練，得以深化反思的素材與內容；最後，在師生互爲主體的對話中，學生認識對話價值、省察護理關懷、思考人生方向，發展關懷自身與他人的態度。

誌謝

感謝參與此課程的小組教師與同學們，嘉伶、華瑄協助文書整理，以及國科會研究計畫的經費補助（NSC-95-2314-B-010-082-MY2）。

參考文獻

張小虹（2007年3月20日）。三少四壯集—權力的光點。*中國時報*，人間副刊。

蔣欣欣（2006）。*護理照顧的倫理實踐*。臺北：心理。

蘇永明（2006）。*主體的爭議與教育—以現代和後現代哲學爲範圍*。臺北：心理。

Arendt, H. (2007)。*心智生命：思想、判斷與行動的關聯*（蘇友貞譯）。臺北：立緒。（原著出版於1977）

Birchenall, P. (2000). Nurse education in the year 2000: reflection, speculation and challenge. *Nurse Education Today, 20*(1), 1-3.

Brockbank, A., & McGill, I. (2007). *Facilitating Reflective Learning in Higher Education*. Maidenhead England: Open University Press.

Chiang, H. H., Chen, M. B., & Sue, I. L. (2007). Self-state of nurses in caring for SARS survivors. *Nursing Ethics, 14*(1), 18-25. doi: 10.1177/0969733007071353

Dempsey, M., Halton, C., & Murphy, M. (2001). Reflective learning in social work education. *Social Work Education*, 20(6), 631-641. doi: 10.1080/02615470120089825

Dreyfus, H. L. (1995). *Being-in-the-world*. Cambridge, MA: The MIT Press.

Ernbree, L. E. (2006). *Reflective Analysis*. Bucharest: Zeta Books.

Foucault, M. (1988). Technology of the self. In L. H. Maiain, H. Gutman, & P. H. Hutton, (Eds.), *Technology of the Self: A Seminar with Michel Foucault Tavistock* (pp. 14-69). London, UK: University of Massachusetts Press.

Hall, J. M., Stevens, P. E., & Meleis, A. I. (1994). Marginalization: A guiding concept for valuing diversity in nursing knowledge development. *Advances in Nursing Science, 16*(4), 23–41. dio:10.1097/00012272-199406000-00005

Handerson, J. G. (1997)。反思教學：成爲一位探究的教育者（李慕華譯）。臺北：心理。（原著出版於1992）

Heidegger, M. (1962). *Being and Time.* San Francisco, CA: Haper.

Johns, C. (1998). Opening the doors of perception. In C. Johns, & D. Freshwater, (Eds.), *Transforming Nursing through Reflective Practice* (pp.1-20). London, UK: Blackwell Science.

Kupperschmidt, B. R., & Burns, P. (1997). Curriculum revision isn't just change: it's transition! *Journal of professional nursing, 13*(2), 90–98. doi: 10.1016/s8755-7223(97)80009-9

Maslow, A. H. (1971). *The Farther Reaches of Human Natur*e. New York, NY: Penguin.

Mezirow, J. (1990). *Fostering Critical Reflection in Adulthood: A Guide to Transformative and Emancipatory Learning*. San Francisco, CA: Jossey-Bass.

Mezirow, J. (1997). *Transformative Learning: Theory to Practice* (pp. 5-12). San Francisco, CA: Jossey-Bass.

Murray, J. W. (2003). *Face to Face in Dialogue: Emmanuel Levinas and Communication Ethics*. Lanham, MD: University Press of America.

Noddings, N. (2000)。*教育哲學*（曾漢塘、林季薇譯）。臺北：弘智文化。（原著出版於1967）

Noddings, N. (2003). *Happiness and Education*. New York, NY: Cambridge University.

Nussbaum, M. C. (2009)。*培育人文：人文教育改革的古典辯護*（國立編譯館譯）。臺北：政大。（原著出版於1997）

Pines, M. (1996). The Self as a Group: The Group as a Self. *Group Analysis, 29*(2), 183-190. doi: 10.1177/0533316496292006

Pribram, K. H. (1963). The new neurology: memory, novelty, thought and choice. In G. H. Glaser, (Eds.), *EEG and Behavior* (pp.149-173). New York, NY: Basic Books.

Rayfield, S. W., & Manning, L. (2006). *Pathways of Teaching Nursing*. Bossier City, LA: ICAN Publishing.

Ricard, M. (2007)。*快樂學：修練幸福的24堂課*（丁乃竺、賴聲川譯）。臺北：天下雜誌。（原著出版於2003）

Rogers, C. R. (1990)。*成為一個人：一個治療者對心理治療的觀點*（宋文理譯）。臺北：久大。（原著出版於1961）

Schon, D. A. (1987). *Educating the Reflective Practitioner*. San Francisco, CA: Jossey-Bass.

Tanner, C. A. (1998). Curriculum for the 21st century--or is it the 21-year curriculum? *Journal of Nursing Education, 37*(9), 383-384.

Theodosius, C. (2008). *Emotional Labour in Health Care: the Unmanaged Heart of Nursing*. New York, NY: Routledge.

Winnicott, D. W. (1971). *Playing and Reality*. New York, NY: Routledge.

The Reflective Learning and Caring Attitude of Group Dialogue

While it is claimed in the nursing education that group dialogue instigates and extends students' thinking in the classroom, only few empirical studies have been undertaken to date exploring the effect of a caring attitude in this area. The aim of this study was to explore the process of reflective learning with respect to the caring attitude of students as part of the course "Introduction to Nursing". A qualitative designed was used based upon participant observation. The processes of reflective learning associated with the group were wondering, falling into, and enlightenment, The wondering stage facilitated students exploration of issues related to teaching and learning, which helped learning motivation. The falling into stage helped students to develop themselves, to become mutually cooperative, and to develop critical thinking. These changes enabled the students to be able to be self-responsible. The enlightening stage showed the students the essence of dialogue, the spirit of ethical care, and the meaning of life This created students who were able to take care of others. These findings expand our knowledge of reflective learning and the attitude of caring towards self and others. This occurs through the development of learner autonomous competence, by the embodiment of experience and by intersubjectivity during learning. (Full text in Chinese)

Keywords: small group learning, group dialogue, reflective learning, caring, illumination.

第六章 療癒閱讀

摘 要

本文旨在介紹以療癒閱讀談論生死難題的小組教學。此案例取材自兩階段教學觀摩，首先由作者帶領13位學生團體示範療癒閱讀，接著引導參與觀摩的6位臨床護理教師進行小組討論，共計兩小時。結果指出由閱讀到體知的三個對話階段：一、認同的序曲：死前應該要做完的事情、心理上的死亡；二、淨化的對話：親人的道別、生命的備用鑰匙；。三、領悟的合鳴：如果心死的話，我也會回來。閱讀〈後事指南〉詩作後，由學生到教師的小組對話，呈現生命經驗所交織而成的深度與高度。

關鍵詞：療癒閱讀、閱讀療法、團體過程、臨床教學

絮語：

閉上嘴巴，我不讓我自己心裡有源源不絕的那個陽光，那個生命，再從我的身體裡出來，那是一種很絕望的心理上的死亡，我覺得也許比肉體上的死亡更痛苦。（105頁）

前言

　　療癒閱讀或閱讀療法是透過閱讀與素材內容的互動，使人由混亂、無助的情緒狀態轉移至認同（identification）、淨化（catharsis）及領悟（insight）等心理狀態，促進個人之身心健康（陳書梅，2008；Baruchson-Arbib, 1996）。

　　持續性團體對話的教學活動，可促進學習者由驚奇、身陷其中，而得到啟發（第五章）。以團體閱讀作品的療癒閱讀（healing reading）、書目療法（bibliotherapy）或閱讀療法（reading therapy），如何能促進反思學習？

　　療癒閱讀之媒材，具有多樣性，包括詩詞、電影、音樂等，但選擇時需考慮學習者的背景經驗，才能引發其興趣。此外，療癒閱讀依情緒困擾程度、涉入程度以及人數多寡，可區分為發展性與臨床性、閱讀式與互動式、個別式與團體式等（陳書梅，2008）。在一個發展性、互動式、團體式的療癒閱讀，詩歌是合適的素材。

　　一件優質作品引發的換喻（metonymy）作用，可以帶出讀者的生命經驗。楊小濱（2013）以詩作為例，說明拉岡（Lacan）所提的換喻：

　　　拉岡認為，「語言本身便是一種換喻，在說話的行為中指向未說的和無法理解的東西。」……換喻和無意識一樣，也是一種「逃離表達」的形式。……無意識可以說正是拉岡意義上的真實域，它潛藏著心理創傷的無底深淵，那個無法表達和無法呈現的黑洞。

　　護理教學的臨床實習或是工作，能否由閱讀詩作，走出心理創傷的無底深淵？倘若詩作的語言「指向某種未說的或無法理解的東西」，這對於讀者的意涵是什麼？如何以閱讀及團體互動表達那無法表達或無法呈現的空洞，並產生意義？

團體簡介

由於死亡是人生難以面對的困境，也是護理人員無法逃避的照護議題，因此，選擇楊小濱的詩作〈後事指南〉，作為精神心理衛生護理教學的素材。

本文之案例來自一次小組教學觀摩活動，此活動由兩位資深教師示範以療癒閱讀帶領學生對話，接著由參與觀摩的臨床護理教師組成團體，各自進行一小時，共計兩小時。

學生團體由某大學護理學系四年級精神衛生護理學的實習生組成，教師團體由護理臨床教師及護理研究所學生組成。此團體互動包含學生團體（SG，13人，如，S、Q、X、T、Z等）與教師團體（TG，6人，TM、TH、TW、TA、TY、TS），HH與TQ擔任團體帶領。

團體進行方式，先請大家分三次誦讀詩作，第一次是文字理解的誦讀，第二次是注入情感的誦讀，第三次是提高音量的誦讀（身體氣息的運作）。之後，分享閱讀的經驗，其次再闡述自己的想法。學生團體結束後，接續的是教師團體的討論。此閱讀團體的過程，經成員同意，完成逐字稿轉錄。

回應與聯想

本文以繼續比較方法，整理學生團體與教師團體的討論內容，指出由閱讀到體知的三個階段，包括認同的序曲、淨化的對話、領悟的合鳴。其中認同階段主要引自學生團體，淨化與領悟出自教師團體。

一、認同的序曲：找尋詩作與個人生活的連結

（一）死前應該要做完的事情：「錢包和鑰匙」

　　團體閱讀詩作之後，開始在理知層面建立詩作與個人的連結，教師的引導語是：「我們唸完了這首詩，這首詩有沒有哪一句話，你覺得比較有趣，可以分享一下。」

S：記得帶錢包和鑰匙。

TQ：這個錢包和鑰匙是什麼？

S：就是他覺得在死前應該要做完的事情吧。

T：我覺得，「忘了帶錢包和鑰匙」，就好像是財富跟功名……因為死亡什麼東西都帶不走，所以他才當成出去散步的那種感覺，一會兒就回來。（SG0508-09）

　　TQ的提問，觸發S與T的聯想，找出自身對詩作換喻的投射認同。之後的教師團體，也提到，

　　從剛剛的那首詩，就先想說那個錢包跟鑰匙代表的東西是什麼，然後，我就心想說，可能有很多的遺憾啊、抱歉啊、想說的話、要交代的事。（TG0514TQ）

（二）心理上的死亡：「熄掉喉嚨深處的陽光」

　　面對團體成員的提問，帶領者（HH）以問代答，引動成員身體感知層面的想像。

Q：喉嚨深處的陽光是什麼意思？

HH：你要給我們一點你的想法嗎？

Q：我自己覺得是心臟停了。

HH：嗯，覺得是心臟停了，其他人還有沒有一些別的想像？

X：我覺得，他有點就像是在離開家的感覺，一會兒就回來，就像是出了家門，出家門就會關掉家裡的電燈，救地球，再把門也關上，這樣才不會遭小偷，他是講得很日常，就是故意用日常的方式去講這些話。

HH：但是，他是關上嘴巴，熄掉陽光，熄掉喉嚨深處的陽光，他把生活上用的字，關燈啊，關門啊，這些字，把它轉到我們的身體，轉換，會讓我們可以做什麼樣的聯想跟想像嗎？

Z：我覺得是從此沉默。（SG0509-10）

　　學生團體結束之後，教師團體繼續這段詩作的討論，指出比身體死亡更苦的心理死亡，或是活著（心理死亡）就有機會，或是親人雖死亡卻活在我心。不同成員之間的相互激盪，帶出死亡的不同面向，

TM：剛剛那首詩裡面講：「我隨手關上嘴巴，熄掉喉嚨深處的陽光」，其實就是不見得是氣息沒有了，這種身體上的死亡，我們現在也可以選擇……閉上嘴巴，我不讓我自己心裡有源源不絕的那個陽光，那個生命，再從我的身體裡出來，那是一種很絕望的心理上的死亡，我覺得也許比肉體上的死亡更痛苦。

HH：絕望的心理上的死亡，比肉體的死亡更痛苦，我不太懂。

TH：我自己覺得……只要我還可以感覺到那個很痛苦的感覺，也是活著，就算活得很難受，我覺得也是活著。

HH：所以是痛苦的活著，活得很難受也是活著，那代表什麼……？

TW：只要活著就還有希望。

TA：因為他在我們記憶裡面，所以也代表他不曾離開過，就算他是痛苦的，或是他真的已經離去了，那我覺得，至少我們曾經擁有過他，這個擁有，也因為我們擁有，所以我們從來沒有跟他斷過關係，也許他真的肉體已經死亡，但是他的精神或是他的靈魂永遠都存在我們的記憶裡面，所以，我覺得，對我來說，如果我害怕死亡，其實

　　我害怕的不是真正的死亡，而是那種消失的感覺。

HH：消失的感覺？所以，我也很害怕我心靈消失的感覺，我怕我心靈的
　　死亡，剛剛TM說的是種心的死亡，比肉體的死亡更痛苦。

TQ：肉體的死亡，好像由不得我，心裡的死亡，可以有第一次、第二
　　次，可以回來。（TG0514-15）

二、淨化的對話：面對親人的過世，並且發現生活的課題

（一）親人的道別：「一會兒就回來」

　　團體對話中，彼時彼地的事件與此時此地的經驗，時常是相互交織
著，詩句喚起親人過世的記憶，當團體運作的當下（here），提及過去的
情境（then and there），其實也蘊藏著此時（now）的心境。團體中成員
分享奶奶的過世、母親的病逝，促成淨化自身的時機。

TM：我的奶奶是自殺死的，過年的時候，二十幾年前，她跟我爸爸說，
　　等一下就回來。

HH：一會兒就回來。

TM：我覺得她是心死了，所以她決定這麼做。（含淚哽咽）

HH：你說二十多年前嘛，跟你有關嗎？她的死亡，跟現在的你有關嗎？

TM：就是……她離開前一天，還在跟我討論學校功課，一切就很正常，
　　所以，那些心死的人，其實肉體看起來都很好，只是我們看不出
　　來。

HH：所以，我們也可能是奶奶？我們這時刻活得跟奶奶一樣，心死了。

TS：我媽媽死的那一天，我剛從臺北趕下來看她，然後她就是在當天晚
　　上過世的，所以，我在看這首詩的時候，我就想到，我媽那時候是

on BiPAP[1]，我就會覺得說這個情景，**好像她身上一堆管路，就像他**（詩）講說：「我隨手關上嘴巴，熄掉喉嚨深處的陽光」，陽光好像是很炙熱，很刺痛，就像on endo[2]或on BiPAP長期灌進去氣體一樣，然後，他（詩）說：「可以死得再好看些……洗乾淨全身的毛刺」，就是戴上那些東西，很不好看，身上有很多的……比如說管路啊、針啊什麼的。我當天下午幫我媽在床上擦澡，我覺得這件事情，對我而言，是很有意義的。因為我覺得，我趕回來有幫我媽做一件事情。我就有點想說，他（詩）說：「我突然想醒過來」，我媽那時候也是直接把BiPAP拿掉，然後，我那時候是跟我爸說，我覺得媽媽好像快要離開我們了，所以那時候我跟我爸決定……跟我爸講說，就讓媽媽這樣走就好了，所以就沒有再做之後的治療，可是，其實我媽是自己拿下氧氣的。我這幾年來都一直覺得，是不是我的那一句話，沒有讓我媽留下來。我剛剛會講說，對我自己的死亡並沒有一個很明確具體的害怕，是因為我覺得，如果有一天我想死了，我不會害怕的原因是我媽媽已經在天上陪我了。

HH：哦！所以，TS，你相信你可以再相遇，跟你所失去的會再相遇，可是呢，TM是我跟我失去的不會再相遇了，是這樣嗎？我這樣子聽有沒有聽錯？我心死了，我不會再復活，我不會再相遇了。（TG0516-17）

　　語言總是在彼此不同時空交疊著，過去奶奶的心死，是否也是現在自己的心死？過去的自責，是否也是現在的罪責？團體中談及的親人過世經驗，呼喚出不同生存者的信念，提供更寬廣的生命舞臺。

1　雙相型陽壓呼吸器（Bi-level Positive Airway Pressure）。
2　氣管插管（Endotracheal Intubation）。

（二）生命的備用鑰匙：「我隨手關上嘴巴」

「關上」的語詞，涉及打開所需要的鑰匙，引發當下生活關係的聯想，回顧難以打開的過去。病榻上母親的筆跡、祖母的話語、奶奶的遺物，也許都是生命中的備用鑰匙。

TY：我想到的是，他說：「我隨手關上」，那我們怎麼樣再打開？

TM：今天出門我把家裡鑰匙留在家裡，但是有**備鑰**，在另外一個地方，在朋友那裡，有時候還是要靠別人。

HH：（點頭）有時候要靠別人。

TS：因為我跟我媽媽很親，所以有一陣子，其實我也會覺得，很想跟她一起去。因為我知道她比較懂我，那時候她離開的時候，我就是真的很愛她，我覺得，好像沒有一個人懂我了，因為懂我的人已經走了……。我看到這首詩的時候，我就會想到我媽那時候的情境，她那時候已經戴上BiPAP，不能講話，所以她都用筆談，那些東西都還留在我們家，可是我一直不敢翻開看。

TQ：剛剛在講說，鑰匙怎麼打開，我就在想說，我國一的時候，我從小是跟我外祖母一起……她就是帶著我，沒有別人，就我們倆，後來我外祖母得了肝癌，她在過世前跟我說，怎麼辦啊，以後沒人理你了，你要好好過日子喔，我們家很窮，你最重要的就是好好讀書，以後才不會像我這樣子，你要過下去喔（含淚哽咽），我覺得，那段話對我很重要，我真的很努力過日子。

TM：我奶奶最後講話的對象是我爸爸，她出門前把所有貴重的東西放在一個花瓶，就交給我爸爸，說她要去拜訪朋友，然後她就走了。我媽媽剛好去買菜，所以我媽媽不知道這個不對勁，但是我爸就大剌剌的這樣子，後來我們確定奶奶找到了，春聯也貼上，我爺爺就衝出去門口，把春聯撕下來，然後那個花瓶，就用個塑膠套把它套起

　　來，就儲藏在我家衣櫥上，很厚很厚的灰塵。

HH：套上很厚很厚的灰塵。

TM：也許他是保護自己，那個東西，對我們來講就是⋯⋯我們過很多年
　　才再⋯⋯搬家或是什麼的，才會去動。

HH：所以，我們可能有很厚很厚的灰塵，不知道什麼時候才會去動它，
　　搬家的時候才會去動。（TG0517-20）

　　生活中的外在事物，映現著我們內心的處境，以及等待開展的生命狀
態。

三、領悟的合鳴：如果心死的話，我也會回來。

　　教師團體結束之前，共同決定以「一會兒就回來」的詩句爲其團體之
名。

HH：我們今天的主題，我們會給它叫什麼？⋯⋯學生前面（團體）在談
　　好像跟我們不一樣，是因爲年輕⋯⋯人生還沒有那種經驗，所以還
　　不會心死，還充滿了希望。

TH：應該不是，我覺得他們應該⋯⋯人生的經驗裡面應該有類似的經
　　驗，但是因爲剛剛我們比較像是一個旁觀者在欣賞那一首詩，用第
　　三方的眼光去看待。

TW：鑰匙與離別。（建議的團體、名稱）

HH：鑰匙（音同：要死）是指？

TW：key。（眾人笑）

HH：也許我很想死，我對這個世界這時候灰心到極致了，鑰匙（要死）
　　與離別，還是⋯⋯大家怎麼樣？

TA：死亡與再見。

HH：死亡與再見⋯⋯（重述三遍，沉思貌）

TM：一會兒會回來。

HH：跟我們有關嗎？

TW：這句話，我那時候的解讀是他要告別，但是他又放不下。

TQ：他說的一會兒回來，卻沒有回來。

TM：或者是，一會兒我自己就會回來。

TQ：哦！還有我自己一會兒回來。

TY：難過一下就回來，我現在門關上，但是我一會兒會回來打開。

HH：哦！我門被鎖了，我一會兒就可以打開，找人幫忙也好，或是自己
　　打開，反正都會打開，所以，我一會兒就回來。一會兒回來、死亡
　　與再見、鑰匙與離別，最後大家決定怎麼樣？

TS：一會兒回來。

HH：一會兒回來。（確認眾人都同意這項團體主題命名）（眾人同意）
　　那我們就一會兒回來，提醒我自己，如果心死的話，我也會回來。
　　（TG0520-21）

　　上述對話中，團體以鑰匙（要死）的雙關語，指出潛藏的心理創傷，
說出那難以表達的欲望。當欲望被指出時，就不再成為深層的繫絆。由心
死的本質是可以回來的，期許自我的重生。

結語

　　連結詩作與團體互動的療癒閱讀，呈現以詩作的媒材，促進彼此的
互動與成長。團體互動時，先是一起閱讀楊小濱的〈後事指南〉，之後，
分別由學生團體以及教師團體的分享討論，指出由詩作閱讀，引發成員對
於個人生存處境以及親人過世經驗的認同、淨化及領悟的三個階段（見表
6-1），認同的序曲，發生於團體的初期。由「錢包和鑰匙」、「熄掉喉

嚨深處的陽光」，引發成員在理知與感知層面對於生命或生活處境的認同；淨化的對話，產生於團體的中期，由「一會兒就回來」「我隨手關上嘴巴」回顧個人生活事件，面對親人的過世，並且發現生活的課題；領悟的合鳴，發生於團體的後期，整理自身的人生方向。由一會兒回來，點出死亡的欲望，以及產生雖然心死，但是可以重生。

表6-1　由閱讀到體知的三個階段

團體階段	詩作內容	生命經驗的聯想
認同的序曲	「錢包和鑰匙」	死前應該要做完的事情 帶不走的財富跟功名
	「熄掉喉嚨深處的陽光」	比身體死亡更苦的心理死亡 活著就有機會 活在我的記憶裡
淨化的對話	「一會兒就回來。」	奶奶心死／天人永別 母親拔去呼吸管／來世相見
	「我隨手關上嘴巴」	母親的筆跡 祖母的話語 奶奶的遺物
領悟的合鳴	「一會兒回來」	鑰匙與要死（語音的聯想） 如果心死的話，我也會回來

團體中的話語是相互牽引，同樣的語詞，在不同的時間點，呈現不同的意涵。鑰匙，出現在團體初期與中後期，在初期提供認同的想像，在中後期則是由淨化邁向領悟。「一會兒就回來。」出現在團體中期與最後一次，在中期是基於引發聯想的訴說淨化生命經驗，在後期則是進入領悟與自我啟示。

　　這個結合學生與教師的兩階段團體，學生團體，由詩句聯想生活情境，在形式上是示範療癒閱讀的運作，提供教學觀摩。接續的教師團體討論，則由先前的觀看者，進入個人教學及生命經驗的省察。（教師團體命名的過程，也促進臨床教師回顧此閱讀團體的意涵，最後以「如果心死的話，我也會回來」的共識自勉，並為團體畫下句點。）此兩階段的關注團體，由詩人的作品，學生的生活聯想，進入教師的生活世界，堆疊著彼此的生命經驗，參與此團體的教師朝向更深、更遠的人生境界。希望未參加教師團體的學生以及讀者，能由此文本的陳述，理解透過對話所交織的生命高度。

致謝

　　感謝學生團體與教師團體的參與者，科技部的經費補助（MOST106 - 2511-S-010-002-MY2），巧婷、盈君協助資料整理。

參考文獻

楊小濱（2013）。*慾望與絕爽*。臺北：麥田。

楊小濱（2014）。*楊小濱詩X3：女世界／多談點主義／指南針・自修課*。臺北：釀出版。

陳書梅（2008，12月）。閱讀與情緒療癒─淺談書目療法。*全國新書資訊月刊，120*，4-9。

Baruchson-Arbib, S. (1996). *Social information science: Love health and the information society*. Brighton: Sussex Academic.

Healing Reading in Small Group Learning

ABSTRACT

The purpose of this study was to articulate healing reading (bibliotherapy) by reading a poem about dying in group for undergraduate students and clinical preceptors. The group invited 13 nursing students and 6 preceptors and lasted two hours. The process of group dialogues was identifying the text, catharsis in sharing, and orchestrating at circumstantial understanding. At end of the group, both of students and preceptors were going to depth in their life.

Keywords: healing reading, bibliotherapy, small group learning, clinical education.

知足以窮理，廉足以養心，勇足以力行，藝足以泛應，而又節之以禮，和之以樂，使德成於內，而文見乎外。

——朱熹《四書章句集注·論語憲問第十四》

第七章　教學的反思實踐

摘　要

　　本文目的是探究臨床護理教師的反思實踐歷程。以現象學的反思分析方法，蒐集兩位精神衛生護理學教師之教學日誌，以及五位學生的實習心得及期末作業，進行內容分析。結果顯示臨床教學實踐的三種樣貌：直接參與的積極分享、隱身存在的價值增入、間接參與的衍生創意。當臨床教師以直接、隱身、間接三種形式涉入教學，產生積極分享、價值增入、衍生創意的師生共學。教師反思實踐的身教，活化師生關係，促進發揮潛能的快樂學習，陶養人性的知、廉、勇、藝。

關鍵詞：臨床護理教學、師生共學、對話、精神衛生護理學、反思實踐

絮語：

教師（對病人）：謝謝您。您給學生很多鼓勵。

病人（對護生）：我有給你鼓勵嗎？

護生（對病人）：有啊！

病人（對護生）：給什麼呢？

護生（對病人）：你願意分享你的生活，就是鼓勵。

教師（對病人）：真的是如此。……當你回家時，可以跟父母親分享你的生活，就是給父母親的鼓勵，父母親也需要您的鼓勵。（120頁）

前言

反思，是透過經驗的覺察，在當下回顧過去與思考未來，能對世界產生新的觀點。反思學習是一種主動參與的深度學習，異於傳統被動聽講。具有教育意涵的反思是需要引導的，才不致落入僅是回顧，或侷限部分觀點，或是出現負面影響（Johns, 1998），然而教師如何促進反思學習？

過於重視教師權威與主導性的教學活動，易使師生之間落入我與它（I-it）的操縱式關係，不易進入我與汝（I-Thou）互相滋養的共做與共學（余玉眉、蔣欣欣，2017；Morgan & Guilherme, 2013）。課室教學的團體對話中，學生歷經驚奇、身陷其中、啟發三個階段，產生關懷自身與他者的反思學習歷程（第五章）。臨床實習的多樣性學習活動，利於投身、反身、對話的反思實踐（蔣欣欣，2006；Jessee, 2018）。當人們共同置身於社會情境脈絡，以積極分享、價值增入與建立現實，能出現相互合作的共同行動（co-action）（Gergen, 2009/2016），然而這種共同行動，如何產生於臨床教學的現場？

教師與學生相遇時，彼此就進入一個行動的關係圈，每一種參與都能促進彼此的存有，建立自身的行動知識（doing knowledge）。只有當學生和老師相互投入和積極參與，才會有教與學的交互過程，教師成為學習者，而學生也有教師的功能（Gergen, 2009/2016）。

精神衛生護理學，著重由關係的建立，開展療癒活動。建立關係的學習，是需要經由臨床實作、案例討論等與他人相處的鍛鍊，以及作業書寫的自我省察。此學習歷程不僅反思人際的互動，覺察自身感受，並能促生擔負起責任的滿足感（Delaney et al., 2017; Gabrielsson, et al., 2016; Horton-Deutsch et al., 2012）。本研究是以作者從事精神衛生護理實習課程的教學經驗，探究教師促進臨床教學的反思實踐歷程。

研究方法

採用現象學的反思分析方法（Embree, 2006），蒐集精神衛生護理臨床實習的文本資料，包括臨床教師的直接經驗，以及來自學生的間接經驗。直接經驗，來自指導實習過程中的參與觀察及教學日誌；間接經驗，是指學生作業的文本等。根據參與此課程的直接經驗與間接經驗，探問教學歷程的觀察、描述、解釋、反思，省察其中有關教與學的信念、價值、意願。

一、課程簡介

精神衛生護理學實習，為護理學系四年級必修的三學分課程，採小組教學，每個教師帶領6至7位實習學生。

二、資料蒐集與分析

課程結束後，依據教師的臨床教學工作日誌、期末作業、每週心得等資料，初步分析找出教師引導學習的事例。再以教學事例，進行第二次分析，找出臨床教學歷程裡師生互動，加以歸類命名。

三、研究嚴謹度與倫理考量

為促進本研究之嚴謹度（rigour），資料均來自研究者實地參與觀察的文本資料，資料具可靠性；文本資料來自當事人親自書寫的經驗、想法與感受，且研究完稿後，邀請當事人及其他臨床教師進行內容檢視，保持其確實性。

本研究已通過國立陽明大學人體研究暨倫理委員會（IRB編號YM107030W）。研究是於課程結束後，分析所蒐集的課程相關文件，不影響學生學習權益；且提供參與者（同事及學生）本結果之初步內容；此

外，結果以甲、乙（教師）及Ａ、Ｂ、Ｃ、Ｄ、Ｅ（學生）匿名呈現事例的提供者，保護個人隱私。

研究結果

依臨床教學的時間軸呈現反思實踐歷程，包括直接參與的積極分享、隱身存在的價值增入、間接參與的衍生創意。

一、直接參與的積極分享

實習階段的初期，教師是直接參與的積極分享，促進學生進入病人世界，看見行為的表象與實像。

（一）進入病人世界

實習的初期，教師參與觀察精神科病房的活動，注意到一位妄想症的年輕男性，在護理長晨間巡房後，病人立即關上房門，後來醫師查房時，他一直要求醫師不可在他的雙人房病室中，安排新病人入住。教學日誌中，教師除了記錄這個現象觀察，也陳述自己的心情，

聽著護理人員與醫師努力解釋病房規定，我在一旁心裡想的，一是個案表達著很深的挫折感。另一是這位個案的溝通能力，能否安排學生照護這位個案？（甲）

為了回應心中的疑問，教師先參與病房的照護活動，協助此個案購置生活必需品，並以他要求的方式進行會談，得以發現他的心充滿著憤恨，除了對病房措施的抱怨，也對父母親充滿敵意。雖然個案能表達自己，並且能說出其與家人相處的困擾，是學生可以實習的對象，但是他的敵意與不安全感，又讓人卻步，

這充滿憤怒的個案，如何引導學生加入照護呢？幸好，無意中發現其

床旁桌上放著撲克牌，就邀請他離開病床到餐廳玩牌，藉此讓學生加入照護的情境。（甲）

護病間的會談，除了話語的部分，桌上的撲克牌，是引導個案走出自己世界的關鍵物。透過撲克牌遊戲，個案逐漸信任學生。作業裡，學生以病人的話語，描述病人對他的信任。當時，病人談到，

我覺得跟你相處就會有被尊重的感覺，不像護理長，每天早上就只會開我的燈，然後硬要打開我的窗簾，他喜歡那樣那就這樣吧，反正他要這樣搞，我也就這樣鬧，看最後到底誰會勝出！……還好你（A）都了解，不然在這個病房我真的覺得很黑暗……。（A）

學生看到關懷他人的意義，教師觀察學生與病人的互動歷程，更肯定照護會使世界更好的信念。

（二）行為的表象與實像

某次小組討論中，學生談到試圖勸服病人接納護理長的舉動，他於作業中陳述此經驗，

有天下午我就在病房大廳跟他會談了許久……雖然結論是他仍然不太願意打開他的窗簾，而正當我為這件事所困擾的時候，老師也提醒我，這可能只是表象，是他內心深處的某個表象，他的內心深處可能有個什麼不好的回憶，可能是之前家裡的陰影，造就他現在對於開窗簾有這麼激動的反應，護理長只是個影子而已，我們是該探究這件事情後面更深處的那個東西。（A）

後來，學生由個案陳述他與父母親的互動，了解他在病房行為的深層意涵。病人提到，

有一次我在家用電腦，然後我離開了房間出門買個東西，結果大概十分鐘之後，我回到家發現我的電腦當機了，而且房間的東西有被動過，我

就問我爸媽有沒有進我房間，還動我的電腦，他們不但沒有回答我，反而還兇我……反正他們覺得手上已經握有我重要的資料了，那就隨便他吧！他們就是這樣，永遠都在欺騙我，他們連最基本的尊重都不懂。（A）

病房中個案抱怨護理長對他的不尊重，是他與父母關係的再現。因此，學生不再奮力化解個案與護理長之間的誤會，學生也觀察到個案行為的變化，

以前他總是待在房間裡，大門永遠都要緊閉，房間燈一定要關起來；現在我就算進病房時「門戶大開」也都無所謂了，把燈開到全亮他也都不會說什麼，這週我甚至邀請他到沙發區跟我聊天，聊聊他內心的想法，他也都無所謂了。我想，他那「打不開的窗簾」也漸漸「打開了一點」了吧。（A）

最後一天實習的下午，病人不再要求玩牌，而是主動邀請教師（甲）與學生一起到病房餐廳聊天。

教師（對病人）：謝謝您。您給學生很多鼓勵。

病人（對護生）：我有給你鼓勵嗎？

護生（對病人）：有啊！

病人（對護生）：給什麼呢？

護生（對病人）：你願意分享你的生活，就是鼓勵。

教師（對病人）：真的是如此。……當你回家時，可以跟父母親分享你的生活，就是給父母親的鼓勵，父母親也需要您的鼓勵。

最初，護病間的不信任，反映著病人缺乏安全感的生活世界。透過臨床照護，逐漸產生的信任關係，改善病人與世界的關係，可拓及病人與父母間的關係。

上述的病人發問、學生回應，都在教師的意料之外，儘管如此驚訝，仍不忘把握談話的時機，開啟改善親子關係的話題。此時，師、生、病三

者間的話語，是相互引出，不是事前籌劃的。

二、隱身存在的價值增入

　　實習的中期，學生已開始進入照護的活動，教師的隱身存在，學生發展內在動機，釐清個人價值。當教師得知學生處於被病人排拒的挫折，並未直接回應學生，而是先擱置此感知，並營造相關的學習場景，促成學生的自我發現以及自我引導。

（一）自我發現

　　當教師聽見學生的挫折，試圖營造合宜的場景，促進學生對自身情緒的覺察，引動自我發現。

　　某天早上的病房治療活動時，學生（C）不經意地走近教師身邊，提到自己被病人趕開。當時，教師口中詢問學生實際狀況，腦海浮現許多意念與景象，

　　心想，個案接受病友的建議，要求護生走開，學生的善念與愛心必是受到打擊。又想，病友間一定有什麼憂心的事情，不想讓學生打斷他們的談話。同時想起，晨間交班時，社工人員提到此病人拒絕轉院治療。（甲）

　　因此，當病人正迎面而來，教師就把握時機，引導病人說出他對轉院的憂慮，正在執行給藥的學生，也在旁聽著病人的描述。之後，學生於小組討論提到這個困境，也在實習作業陳述自己的思考以及觀點，

　　與老師、同學討論之後，試著以那位病友的角度來思考，我發覺自己並沒有察覺到病友當時的「情境」，那位病友當時正在與B（個案）討論出院後的事，對他來說這是一個很重要的談話，然而我卻突然闖入他們談話之中，他才會想辦法將干擾他們談話的我趕走。……「以病人為中心的照護」並不是嘴上說說的口號，護理人員需要以開放的態度來面對他人與

自己，使自己不受限於原有的想法中，方能清楚看到病人的需求。（C）

對於學生的挫折感，教師未提供直接的指示或安慰，僅是陪伴或同步地共處著。學生擁有自己的思考空間，自在地展開自身的經歷。

這種自我發現，也出現在另一個場景的自我反思，

看到自己的會談，引起病人不好的情緒。不禁讓我想到，自己的照護到底是為了個案好？還是我只是想滿足自己希望幫助個案的想法？（C）

同儕的討論，雖然不直接涉及學生C的困擾，但她卻能由別人的處境，反觀自己與病人的互動，省察照護的立場。

（二）自我引導

當學生（B）因無法與憂鬱症老奶奶溝通而感到操煩時，教師自然地說出自己的觀點，卻意外地使學生鼓起照護的勇氣，打消更換個案的念頭，

看著大部分的同學都跟個案建立了良好的關係，那我呢？對自己我開始產生懷疑，到底「為什麼？」在與老師與同儕多方討論，我也漸漸瀕臨放棄邊緣，直到在某次下班前與老師討論照護紀錄後，老師留下一句「因為她病得很重」，再次重複「她真的病得滿重的」，這些話使我再次鼓起照顧阿嬤的勇氣。（B）

當學生決定依照自己「想要病人信任我」的目標持續地照顧，後來的實習日記描述著彼此間關係的變化，

最後一個禮拜來臨了，需要結束這段治療性關係，……是否要告訴阿嬤「我實習要結束了，以後要回學校上課，就照顧你到這禮拜」這句話讓我猶豫很久，我想就算不告訴，阿嬤自己也可以漸漸理解我們就是實習結束了。不過就在我還在猶疑不定時，阿嬤一句「中午吃飽了嗎？」的話語與眼神，使我決定好好道別，……與阿嬤又一起在走廊上來回走，大概

有10分鐘或更多，阿嬤展現對我的依依不捨與對我的感謝，笑著與我分享她剛入院的古怪脾氣，我內心充滿感動，……我感受到與人相處的微妙連結，有些關係並不存在任何利益，即使起初不存在「愛」，依然可以（存在），雖然我在這五週僅照顧阿嬤，**但她治癒了我的心。**（B）

此案例中，師生間發生什麼事情，能讓護生走出挫折，轉化懊煩為感動。

教師（乙）回顧當時的情景，提到，

其實，我對B說的話，自己一點印象也沒有。要我反省為什麼同學有想要克服自身的困難繼續照顧原來的病人？也許她很認同我這個老師，在照顧上我們遭逢共同處境，所以我說的話她接得到。……我沒有企圖要他們做出很「優質」的照顧，但我重視彼此想要的企圖：想從照顧中找出意義來。……我把自己的部分融合到學生的自我身上。

教師坦誠地回應感受，誘發學生勇於嘗試的動力。教師的陪伴與分享，營造一個共在的學習情境，激發學生的自我發現與自我引導。

三、間接參與的衍生創意

實習的後期，教師採取退居幕後的間接參與，以一首歌的連結與共做的道別，促進學習與生活的整合。

（一）一首歌的連結

某次病房實習小組討論，學生提到無法進入病人世界。當學生（D）提到病人喜歡唱歌，喚起教師對歌曲的體驗，提到談論歌詞的作法。後來，學生藉著病人喜歡的歌曲及心智圖，深入理解病人的生活世界，

在小組討論會的時候，老師所提出的，找出病人的strength（能力），並嘗試以此作為媒介，也提到個案喜歡唱歌，那歌詞是否可以用來

做些什麼？因此想了一下，請個案寫下一句現在想到的歌詞，並以心智圖的方式，寫出為什麼會想到？事情的經過？事後的想法？就這樣，個案說出了高一時感情不如意的事情。（D）

　　教師個人生活的體驗，成為聆聽學生困擾的背景，點出歌曲與人生的連結，使得歌曲成為學生與個案互動的話頭，學生更以自己生活中的心智圖，促成照護的行動。

（二）共做的道別活動

　　當校園正瀰漫聖誕節的氣氛時，引動教師想將這種愛與喜悅的氛圍帶入實習場所。與學生商量之後，決定在實習最後一天的病房晨操時，加入兩首應景的歌曲。教師準備手捲鋼琴及歌單，學生推派鋼琴手，更以聖誕老公公裝扮分發糖果，創造一個療癒的氛圍，影響一位罹患思覺失調症且抗拒住院的國中男孩，

　　我一直在思索，個案所說的「真正的自由」到底是什麼？實習將結束的那週，老師在病房發下歌譜（平安夜、我們祝你聖誕快樂）。個案並不是很愛唱歌，卻收下了老師的歌譜，意料之外的，他時常閱讀著歌詞。我忽然懂了，原來他們只是需要一個出口、破口，原來他們只是需要一個空間和情境，原來他們只是想要好好傾訴心中的不安，原來他們只是渴望得到一份安慰和包容。他們就能歸回心靈的平安與寧靜，得到所謂「真正的自由」。（E）

　　教師的間接參與，學生直接付出的關懷，促成療癒性的氛圍。教師的生活經驗，間接參與教學活動的推展；學生帶來的歡樂活動，回應著個案深層的需求。

討論

　　教育是幫助學習者找回自己與真我、他人、社群的緊密聯結，關心的是生活體驗而非狹隘意義下的「基本技能」（林建福，2012；Miller, 1991; Miller, 1996/2009）。臨床教學是提供體驗的學習歷程，本文經由反思分析教師與實習生的行為脈絡，指出三種臨床教師反思實踐的師生互動：直接參與的積極分享、隱身存在的價值增入、間接參與的衍生創意。此教學活動裡，教師是學習活動的參與者，以直接、隱身、間接三種立場涉入教學，營造出積極分享、價值增入、衍生創意的學習場域。學生在此過程經歷著準備（preparation）、孕育（incubation）、啟明（illumination）三個階段（Noddings, 2003），彰顯出教育的重心不是知識的傳授，而是潛能的開發（Miller, 1996/2009）。此種師生共學的臨床教學，需要教師的身教、師生關係的存有，以及快樂學習的滋養。以下將呈現身教、關係存在、快樂學習三者進行論述。

表7-1　臨床教學的反思實踐

學習歷程	教師行為	學生行為	學習意涵
準備期	直接參與的積極分享	1. 進入病人世界 2. 看見表象與實像	知足以窮理
孕育期	隱身存在的價值增入	1. 自我發現 2. 自我引導	廉足以養心 勇足以力行
啟明期	間接參與的衍生創意	1. 一首歌的連結 2. 共做的道別活動	藝足以泛應

一、身教

　　教師的直接參與，具備身教的意涵。在具體且共融的對話空間（concrete and mutual experience of inclusion）（Buber, 2002），教師的直接參與，不是灌輸（imposition）知識，而是開顯（unfolding）學生的能力（Buber, 1988）。讓學生繼續說話，教師知道他會說出新的話語，會繼續創造新的意義。此種對話教學，不鼓勵步步鎖死的PPT（power point簡報）報告方式，甚至鼓勵教師接納自己所知的有限性（Gergen, 2009/2016）。教師的自明，利於對話的開展，能引導學生看見病人世界的眞實與表象，不僅讓學生找到與病人交流的方式，增加其自信，也找到改善病人與父母關係的切入點。

　　臨床護理教育不只是生產有效的個體，而是藉著教師與個案的關係，引動個案與學生的關係、學生與自身的關係，進而改善個案的親子關係，顯現教育可以促進無限延伸的人際關係（Gergen, 2009/2016）。

二、關係存在

　　當教師被動地隱身存在於教學現場之時，含括著內在運思的角色攝入（role-taking），以及回應情境的角色扮演（role playing），因地制宜的展現自身（Horrocks & Jackson, 1972）。臨床教師遊走於照護活動的觀察者及執行者之間，了解病人與學生處境之際，提供學生自我發現與自我引導的時機。當學生與教師都具有自主性、自我批判的對話能力，不僅覺察生活世界的實在，也深刻省察自己，進而能主動轉化，成爲展開自己生命與學習志業的主人（王秋絨，2010）。臨床教師依據學習情境而展現的角色行爲，是受到學生與病人的互動所激發。學生展現的行爲，也受教師及學習情境所觸發。師生勇於放下框架以及嘗試新的行爲，開發潛能，是源自彼此之間的信任關係與眞誠對話（Aloni, 2013; Chatelier, 2015）。

三、快樂學習

　　教師間接地參與學生的照護活動，開展彼此的創意，以歌曲連結病人與現實世界的關係，呈現快樂學習的氛圍。快樂學習，並不是學習過程中沒有受苦，而是經由定期與接觸的人建立合作的信任關係，發展自主性，產生帶給生命喜悅的欣賞能力（Noddings, 2003）。當學生看見病人的改變，教師看見學生的成長，彼此在互動中超越自身，產生夢想得以落實的欣喜（Freire, 1994/2011）。真誠地面對自己，擁有自我決定的自由，是喜樂與滿意的泉源（Taylor, 1992）。這種教與學的喜樂，難以出現在僵化的講述式教育（Freire, 2000/2003）。因此，臨床教學除了照護的基本技術之外，能夠自主地使用詩作、歌曲等各種生活媒材，可以更豐富個體或集體的學習（Nguyen-Truong et al., 2018）。

結論

　　本文指出精神衛生護理學實習臨床教學中，護理教師採用直接、隱身、間接三種形式的教學，是為因應學生在不同實習階段的需要，發揮積極分享、價值增入、衍生創意的師生共學，陶養知、廉、勇、藝的德行。教學活動的初期（準備），教師採取直接參與，透過引導與積極分享，幫助學生由做中學，產生實踐智，彰顯知足以窮理的學習；教學活動的中期（孕育），學生逐漸掌握學習的脈動，教師則隱身存在，觀察學生的處境，透過其自我發現與自我引導的反省力與實踐力，涵養廉足以養心、勇足以力行的體驗，促進價值的導入；教學活動的後期（啟明），教師間接參與，透過連結與共作衍生創意的文德兼備，展現藝足以泛應的現象（表7-1）。師生經由照護他人，無形中提升自身的人性情懷，使得臨床教學成為開展個人潛能與創發人文關懷之場所。

臨床教學可以由臨床教師的身教，師生關係的存在，促進快樂學習。當師生培養反思實踐的習慣，不僅鍛鍊自身的人性情懷，也激發人文關懷的實踐。然而反思實踐習慣的養成，需要奠基於護持與承擔的學習情境，本文僅以反思分析探究臨床教師的經驗，未具體說明對話的學習情境。並且，僅以精神衛生護理學實習爲對象，可否應用於其他場域之臨床教學，尚待後續探究。

致謝

感謝所有參與此課程的學生與教師們，以及科技部的經費補助（MOST106-2511-S-010-002-MY2），巧婷、盈君協助資料整理，雁翔協助教學並提供初稿的修訂意見。

參考文獻

王秋絨（2010）。謙虛的鬥士：Paulo Freire的教育勇氣與智慧評述。*教育與社會研究*，*20*，145-159。doi: 10.1007/978-94-6091-515-4_2

余玉眉、蔣欣欣（2017）。臨床護理教育的敘事書寫—護理過程紀錄的本質。*護理雜誌*，*64*(1)，32-40。doi: 10.6224/JN.000006

林建福（2012）。全人教育初探。*教育研究月刊*，*220*，16-30。

蔣欣欣（2006）。*護理照顧的倫理實踐*。臺北：心理。

Aloni, N. (2013). Empowering dialogues in humanistic education. *Educational Philosophy and Theory*, *45*(10), 1067-1081. doi: 10.1080/00131857.2012. 753358

Buber, M. (1988). *The Knowledge of Man*. New York: Humanity Books.

Buber, M. (2002). *Between Man and Man*. London: Routledge.

Chatelier, S. (2015). Towards a renewed flourishing of humanistic education? *Discourse: Studies in the Cultural Politics of Education, 36*(1), 81-94. doi: 10.1080/01596306.2013.834635

Delaney, K. R., Shattell, M., & Johnson, M. E. (2017). Capturing the interpersonal process of psychiatric nurses: A model for engagement. *Archives of Psychiatric Nursing, 31*(6), 634-640. doi: 10.1016/j.apnu. 2017.08.003

Embree, L. E. (2006). *Reflective Analysis*. Bucharest, Romania: Zeta Books.

Freire, P. (2003). *受壓迫者教育學：卅週年版*（方永泉譯）。臺北：巨流。（原著出版於2000）

Freire, P. (2011). *希望教育學：重現《受壓迫者教育學》*（國立編譯館譯）。臺北：巨流。（原著出版於1994）

Gabrielsson, S., Sävenstedt, S., & Olsson, M. (2016). Taking personal responsibility: Nurses' and assistant nurses' experiences of good nursing practice in psychiatric inpatient care. *Interna- tional Journal of Mental Health Nursing, 25*(5), 434-443. doi: 10.1111/inm.12230

Gergen, K. J.（2016）。*關係的存有：超越自我、超越社群*（宋文里譯）。臺北：心靈工坊文化。（原著出版於2009）

Horrocks, J. E., & Jackson, D. W. (1972). *Self and Role: A Theory of Self-Process and Role Behavior*. Boston, MA: Houghton Mifflin.

Horton-Deutsch, S., McNelis, A. M., & Day, P. O. (2012). Developing a reflection-centered cur- riculum for graduate psychiatric nursing education. *Archives of Psychiatric Nursing, 26*(5), 341-349. doi: 10.1016/j.apnu.2011.09.006

Jessee, M. A. (2018). Pursuing improvement in clinical reasoning: The integrated clinical education theory. *Journal of Nursing Education, 57*(1), 7-13. doi: 10.3928/01484834-20180102-03.

Johns, C. (1998). Opening the doors of perception. In C. Johns & D. Freshwater (Eds.), *Transforming Nursing through Reflective Practice* (pp. 1-20). London: Blackwell.

Miller, R. (1991). *New Directions in Education: Selections from Holistic Education Review.* Brandon, VT: Holistic Education Press.

Miller, J. P.（2009）。*生命教育—全人課程理論與實務*（張淑美等譯）。臺北：心理。（原著出版於1996）

Morgan, W. J., & Guilherme, A. (2013). *Buber and Education: Dialogue as Conflict Resolution.* New York: Taylor & Francis.

Nguyen-Truong, C. K. Y., Davis, A., Spencer, C., Rasmor, M., & Dekker, L. (2018). Techniques to promote reflective practice and empowered learning. *Journal of Nursing Education, 57*(2), 115-120.

Noddings, N. (2003). *Happiness and Education.* Cambridge, New York: Cambridge University.

Taylor, C. (1992). *The Ethics of Authenticity.* Cambridge, MA: Harvard University Press.

Teaching and Learning in Reflective Practice: The Course of Psychiatric-Mental Health Nursing Practice

Abstract

Background: Reflection of clinical practice is a fundamental learning process. It is a review of the past, making sense with a view toward the future. However, reflection in nursing needs to be guided. Purpose: To explore how nursing instructors teach students using reflection in clinical practice. Methods: Reflective analysis through instructors' daily teaching journal, instructors-students' mails, and student assignments during the course of psychiatric-mental health nursing practice. Results: Three types of reflective practice in clinical education noted: direct involvement by active sharing, refraining from giving suggestion for value engagement and indirect participation to cultivate creativity. Conclusions: In the clinical nursing education, teachers took the role as directive, refraining, and indirective role to share learning, engage the value, and cultivate creativity. The reflective practice of teaching without talking could activate the relational being; promote happiness in education, and nurture practice wisdom, humility, courage, and creativity of humanity.

Keywords: clinical nursing education, co-learning, dialogue, psychiatric-mental health nursing, reflective practice.

對話篇

工作的時候，你就是一管蘆笛，

時光的低語透過你變成音樂。

在天地萬物齊聲合鳴之際，

你們有誰甘願當一枝蘆葦，瘖啞而沉默？

　　——卡里·紀伯倫《先知》〈工作〉（趙永芬譯，1923/2017，56頁，

　　　　野人文化）

第八章　醫護教育的夥伴關係

摘　要

　　本文旨在探究醫護教育發展的夥伴關係內容與過程，以1915年成立的北京協和醫學院為例，說明大學之間的夥伴關係、建校的夥伴關係、夥伴關係的典範人物，並討論夥伴關係中的超越性及道德實踐。

關鍵詞：夥伴關係、超越性、醫護教育、北京協和醫學院

絮語：

　　每個人須忘記他自己，醫師要忘記他自己是個醫師，護士也要忘了他是個護士，因為在抗戰期間，我們大家都是鬥士，我們要合起來，各盡其力才能發生最大力量。（141頁）

前言

　　談論當前臺灣地區醫護教育的發展史，可溯及1949年國民政府遷臺前的北京協和醫學院（朱寶鈿，1970；余道眞，1977a、1977b；徐藹諸，1963；陳月枝，1996；熊秉眞等，1997）。1915年北京協和醫學院的成立，將完整的西醫教育體制帶入中國（鄧家棟，1987）。當時一群在協和醫學院接受西方醫學教育洗禮的卓越醫護人員，於戰亂的年代中萃煉出一股愛鄉、愛民情操，基於其卓越的西方醫護科學訓練，盡心投身於醫護教育及民眾保健。以誠實、負責、努力、合作、追求卓越的精神，透過合作的夥伴關係，展現卓越的能力（蔣欣欣，2002；施純仁，2003；蔡作雍，2003）。夥伴關係（partnership），是生活在現代社會需要的德性，但是，夥伴關係的發展是一個複雜的歷程，需要理解人際互動的發展過程，以及察覺個人的情緒經驗。本文藉由分析臺灣醫護教育發展的歷史事件與人物傳記，認識夥伴關係的意義與發展，並且指出醫護教育夥伴關係的典範人物。

　　夥伴關係是一種用心體會對方，調整人際關係中的互惠以及不對等付出的心智歷程。夥伴關係的建立是一種成長的過程，成長的路途中難免會出現人際間的衝突與掙扎，產生恐懼、競爭、敵意等情緒與行為（Nitsun, 1998）。通常認為長大成人就是要能獨立，不要依賴別人，所以在意識或潛意識中，對於「依賴」有一種負面的詮釋。由於壓制與害怕依賴，而出現夥伴關係的恐懼症（partnership-phobic states）（Friedman, 2002）。這種恐懼不僅影響個人的發展，並且阻礙機構間的合作。

　　夥伴關係的發展，分成兩個階段，第一個是自主的階段（autonomous step），此時，當事人試圖以自己力量完成事務，但又發現自己的能力有限；因此進入第二個互賴或互為主體的階段（interdependent or intersubjective step），尋找能夠彌補自身限制的夥伴，此過程中存在著恐懼、害怕、矛盾及其衍生的各種情緒，此時，要培養包容各種攻擊與敵意的內在能力，也需要外在的支援（external-containing agency）。經由不同的內在與外在力量的介入，克服原有之排他的占有慾（exclusive ownership），讓參與者相互對話，脫離不對話、不真正考量的狀態（no dialogue, no real thinking）。對話，是先經過個體內在深度轉化，承認自己需要幫助，放棄盲目又固執地堅持己見，不再故意劃分我們（us）與他們（them）。資源較豐富的一方要能創造一種平等互惠且相互付出的過渡空間（transitional space），在這個相互付出的過程，需要適應不對等的付出（asymmetry）。彼此為了更美好的目標，要能夠放下自己（give up ownership of what we think and feel），甚至能與敵人建立一種夥伴關係（Friedman, 2002）。體會對方的感受，保持如遊戲一般的自由、開放、創意與快樂，允許想像各種可能的開放態度。

大學之間的夥伴關係

一、北京協和醫學院與綜合大學之間

　　北京協和醫學院是由美國洛克菲勒基金會（Rockefeller Foundation）所設立的中國醫學理事會（China Medical Board）出資創辦，採用美國醫學教育革新後的架構，以當時最好的約翰霍普金斯醫學院為藍圖，招收高中畢業生給予完整的醫學或護理學訓練（Bullock, 1980a; Ferguson, 1970）。

　　因為當時醫學院不容易聘請到優秀的科技與人文基礎課程老師，為了讓學生在接受專業科目之前，能先接受紮實的基礎人文及自然科學課程，培養基礎的人格素養，北京協和醫學院就與燕京、東吳、滬江、金陵、嶺

南五所私立教會大學合作，形成校際合作的預科課程，藉由浸潤於其他科系領域以及大學風氣的薰陶，使醫學院的教育不致過於孤立與純粹的專業化（張麗安，2000）。

二、北京協和醫學院與軍醫教育

北京協和醫學院林可勝先生在1937年對日抗戰中，組織「中國紅十字救護總隊」，號召醫護人員投入救國的行列，影響日後的軍醫教育及臺灣的醫護教育。曾任協和醫學院院長的劉瑞恆先生兼任南京軍醫學校校長，以協和為藍本改造軍醫學校。抗戰期間，南京軍醫學校遷至廣東，並與廣東陸軍學校合併，由張建先生負責主要教學業務。南京軍醫學校是屬於協和的英美派醫學教育，較常使用英文授課；廣東軍醫學校是屬於德國式的醫學教育，有些科目以德文授課。各校師生有其各自發展的教學方式，合併後雖然兩校師資各有專精可以互補，但是以何種語言授課卻是爭議而需要協商處理的。為了促進學習，學校也舉辦德文學習小組教學（張麗安，2000），克服學生學習的困難。

抗戰勝利後，軍醫學校與陸軍衛生勤務訓練所合併為國防醫學院。隨著國防醫學院遷臺，歐美醫護教育方式也被帶入臺灣地區，包括醫學教育與住院醫師訓練制度的建立、護理教育與公共衛生發展。當時，國防醫學院與臺灣大學醫學院在醫護教育方面互相合作，臺灣大學醫學院協助國防醫學院的精神科學與病理學的課程；國防醫學院協助臺大醫學院發展外科、麻醉科的醫師訓練，以及借調余道真先生擔任其第一任護理學系主任（魏火曜院長時期）。然而之後，杜聰明先生擔任臺大醫院院長時期，認為中國大陸來的人不懂醫學研究，而中國大陸來的人又以為日本醫學落後，未能發展進一步的合作關係（熊秉真等，1997）。

協和醫學院的教育方式深化臺灣地區醫學教育，施純仁先生在協和精

神概說一文中指出：「國防醫學院來了以後，我們才得到眞正的醫學教學與正規訓練的機會……因爲他早已發展一套很好的訓練系統與組織。」除了建立醫師訓練制度，其美式醫學教育也影響當時臺大醫學院原本的日式教育。魏火曜先生指出傳統日式教學多在大禮堂內講課，重視權威，老師講完就走，學生也不準備討論。而美式教育卻是小組教學多，注重討論，學生可隨時發問（熊秉眞等，1997）。

　　臺灣的護理教育，早年受日本護理體制的影響，臺大醫院附設的看護學校招收初中畢業生，給予三年的訓練；因著北京協和醫學院的護理教師，隨著國防醫學院來到臺灣，開啟四年制的大學護理教育。

建校的夥伴關係

一、醫療宣教與北京協和

　　協和醫學院的西方醫療教育能在中國地區深耕與發展，是立基於源遠流長的夥伴關係。包括最初清廷與倫敦教會合作於1906年設立「協和醫學堂」，之後改與其他五個英美教會合辦，包括長老會、美以美會、內地會、倫敦教會醫學會、英格蘭教會，不同教會之間彼此合作，促進基督宗教在中國的醫療宣教活動（圖8-1）。後來，洛氏基金會成立北京協和醫學院時，擺脫原有醫療宣教立場，而是「要西方的醫學由中國人民自己研究，而成爲國家生命的一部分」（蔡篤堅，2002），將西方的醫學教育制度與醫療帶入中國，並落地生根。當時，波士頓建築師也配合中國建築的風格，設計協和醫學院的新校舍。

清廷與倫敦教會合作「協和醫學堂」（1906）

↓

倫敦教會與五個英美教會合辦「協和醫學堂」

↓

洛氏基金會在中國成立「北京協和醫學院」（1915）

↓

抗戰期間軍民合作「中國紅十字救護總隊」（1937）

↓

「陸軍衛生勤務訓練所」與「軍醫學校」合併成立「國防醫學院」（1947）

圖8-1　協和建校的夥伴關係與發展

二、陸軍衛生勤務訓練所與軍醫學校

1947年抗戰勝利後，當時擔任軍醫署署長的林可勝先生建議合併「陸軍衛生勤務訓練所」與「軍醫學校」成立國防醫學院。他認為「現在我們已經累積不少經驗，可以集合幾個機構成立一個國防醫學院（National Defense Medical Center），這個醫學院不只是為軍方服務，也可以為百姓效力」（熊秉真、鄭麗榕，1991）；但是，當時具有悠久歷史正統教育的軍醫學校不願意合併。

此外，對於院長人選也曾發生派系之爭，當時的參謀總長陳誠先生支持林可勝先生，廣東地區的一批將軍則支持張建先生。引起參謀總長的干預，「你們誰要打倒林可勝先生，先得打倒我，打不倒我，就打不倒林先生。我們覺得林先生是一個人材，他不但在醫學方面有紮實的根底、並且非常愛國。在他的號召之下，必能請到優秀的教學人員及工作人員，共同發展軍醫制度」（張朋園、羅久蓉，1993）。當時負責「軍醫學校」的張建先生，主動勸退為他爭取院長位置的支持者，他也認為「林院長與英美關係的關係非比尋常，能為國防醫學院爭取到更充沛的設備與師資」（張麗安，2000）。

夥伴關係的典範人物

以林可勝先生與蘭安生先生兩位典範人物，說明夥伴關係的生命實踐。

一、林可勝先生（Robert, Kho-Seng Lin, 1897-1969）

林可勝是福建海澄人，1897年出生於新加坡，畢業於英國愛丁堡大學醫學院，並進修博士學位；後於北京協和醫學院任教，主持生理學講座，歷任該院教授、系主任等職多年。林先生在抗戰時期，組織「中國紅十字會救護總隊」。同時奔走國際之間盡力募款，推動軍民的醫療照護，並且關心後方的醫護教育。他主張「對人不分派別，不管是自己的學生，或是別的學校畢業的，是醫師、護士、工程師或生物學、物理學專家，或是助理員、司機、事務人員都一律看待。他只問你能做什麼，和你應該做什麼。」這種人際間相互尊重的態度具體反映在醫療照顧體系，他認為「環境衛生是一個獨立，但必須與別人合作的部門。……每個人須忘記他自己，醫師要忘記他自己是個醫師，護士也要忘了他是個護士，因為在抗戰期間，我們大家都是鬥士，我們要合起來，各盡其力才能發生最大力量。」（劉永楙，1993）。

林先生自小在國外受教育，能說一口流利的廈門話，但國語只是稍微能講，無法讀與寫。因此在推動事務的溝通過程，容易引發誤會。抗戰期間推動救護總隊工作，受到他人的忌妒，數次被指控。其中，有人指控他偏重八路軍的衛材供應，支持毛澤東（熊秉眞、鄭麗榕，1991），後來林先生被調職轉而擔任遠征軍總視察。

雖然，他在推動軍民醫護合作的過程中受到挫折，轉任別人眼中的閒差，但卻做得有聲有色，成立遠征軍衛生中心，贏得許多英美人士的敬重

與推崇，當遠征軍抵達印度，印度總督及民眾列隊歡迎他（張朋園、羅久蓉，1993）。

二、蘭安生（John B. Grant, 1890-1962）醫師

蘭安生醫師是加拿大人，1890年出生於他父親在寧波主持的教會醫院。成長於中國社會，能說一口流利的寧波話，幼年觀察到不合宜的種族隔離現象，他就讀的協和教會學校，就禁止學生與中國人接觸，這些經驗影響他日後的行事風格。

蘭安生在加拿大接受大學教育，又於1917年在美國密西根大學完成醫學教育之後回到中國。他在中國參與鉤蟲研究時，發現85%的江西萍鄉（Pinghsiang）之安源煤礦的礦場工人感染鉤蟲，但是推動改善措施的經驗，讓他深感挫折，也因此發現中國公共衛生的問題，包括公共衛生教育不夠普及、事業主管缺乏對公共衛生的認識與素養，促成他日後推動建立衛生示範中心、公共衛生立法等。

1920年他進入約翰霍普斯金大學公共衛生學院，受業於William Welch與Arthur Newsholme，後者協助大英國協成功推動衛生部的設立，這個由國家推動醫療照顧的觀念深深影響蘭安生醫師。他完成訓練之後，受聘進入北京協和醫學院，任職於協和醫學院時，蘭醫師不同於其他外籍教授，他不住協和的宿舍，卻住在校外的中國社區，當時就主張公共衛生學必須根植於社區（黃昆巖，2002）。生活於中國17年之間（1921-1938），他不僅深入民間，且廣結政商朋友，促成公共衛生政策與制度的建立，並將之落實於中國人民的生活（Bullock, 1980b）。因此，1980年國際公共衛生學會追贈已故的他為「第三世界公共衛生之父」（黃昆巖，2002）。

夥伴關係的超越性

夥伴關係的發展，促成「大我」的完成與實踐。不同機構合併或不同專業合作時，其過程涉及許多自身的轉化、克服排他性，有時需要外力的介入，發展自我超越的能力。自我的超越性是一種忘我的處境，也就是對於自身所陷落情境中的任務與要求，採取一種不強求、不抗拒且與之和諧相處（being in harmony with nature）的立場；即是接納一種呼召，心理學家Maslow認為這是一種道家的態度（Taoistic attitude）（Maslow, 1971），就是經驗到一種「民胞物與」的精神，超越我們與他們兩極化的區分，如同林先生所言「每個人須忘記他自己，我們要合起來，各盡其力才能發生最大力量」體驗生命共同體的立場。

具有「無我」精神的典範人物，他們所追求不僅是自我實現，並且掙脫潛意識中與大眾認同的傾向，而選擇自己的路。這種內在感覺到一種召喚，催促著不要浪費自己所具有的獨特潛能，這是一個人最高層次的需求，是一種自我超越的靈性需求（Maslow, 1971）。這種高層次的潛能，催促我們透過自我超越而達到真我的實現（李安德，1992），當個人能各盡其力，超越我自身，就能形成更大的力量。

協和精神中的「誠實、負責、努力」，是懇切地讓自己活在當下，一種盡心的展現。即真誠地體會、感受自己的存在，對自己的生命負起責任，這樣才不會被過去的失敗或成功干擾，能依憑純淨的良心勇敢向前。當林可勝先生被誤解而被放逐到遠征軍，他並不灰心喪志，繼續發展互信互賴的夥伴關係，成就另一片生命的光景。

盡心是發展夥伴關係的重要基礎，透過集義養氣產生內在轉化，集義就是累積在每個當下所做的正確選擇，長久以往，產生道德勇氣（曾昭旭，1984）。放下自己先入為主的觀點，懂得去理解別人，聽懂別人的

話，也能說出別人聽懂的話，這是一種知言的功夫（曾昭旭，1984）。這種相互傾聽，才能走出自我獨大的世界，與別人發展夥伴關係。透過夥伴關係，各盡其力，相互對話、啟發、激勵，而能超越個人能力，邁向共有的願景。蘭安生先生不以自己擁有的為獨大，他走進中國人民的生活，不僅深入了解民眾的需求，並且努力與上層社會及政府機構溝通，促進中國地區公共衛生的發展。

現實生活中，人際互動建立夥伴關係的歷程裡，難免會陷落於情境之中的各種情緒，然而，情緒是發展個人道德意識的基石，透過情緒可以覺察自己內在的價值、意願、信念，同時可以產生靈敏的覺察能力。因此，投身於情境之後，也要能反身觀照，勇於與他者或第三者對話（蔣欣欣，2002），從事哲學性的思考活動，找回靈敏的心。靈敏的心能夠由他者或第三者的立場，以一種保持一段距離的觀看，提醒自身所處的時空位置，真誠地面對自己與情境，祛除蒙蔽自身的偏見與私慾，保持良心上的徹底明白，即是「仁心」或是「虛靈明覺」（曾昭旭，1984）。傾聽內在的聲音，真誠地認識所處的世界，了解自己在其中的位置，以及什麼是自己一生中重要的事。

大學教育是引導學生發現自己與社會的關係，體會到自己的社會責任，自發地擔負起培養自己而努力。但是該如何在教育中培養學生發展夥伴關係的能力，是另一個值得探究的重要議題。

結論

夥伴關係促成西方醫學教育在中國社會生根發芽。雖然，人性中的害怕依賴、忌妒的情緒、個人本位的立場，影響夥伴關係的建立，但透過盡心、養氣、知言的道德實踐，發展建立夥伴關係的超越性，促進彼此相

生相成。林可勝、蘭安生兩位典範人物，展現夥伴關係不僅促進對方的成功，也讓自己超越原有的限制，促成雙贏的局面，以及大我的發展。

致謝

本論文的完成感謝蔡作雍、高麗蘭、黃昆巖等師長接受訪談提供史料與指導，以及榮清陽計畫（VTY91-P5-40）之部分經費補助。

參考文獻

朱寶鈿（1970）。本省光復後公共衛生護理教育的發展。*護理雜誌，17*(2)，51-53。

李安德（1992）。*超個人心理學*。臺北：桂冠。

余道眞（1977a）。中國護理教育的起源與發展。*護理雜誌，24*(4)，39-42。

余道眞（1977b）。臺灣近二十年來護理教育概況。*護理雜誌，24*(4)，43-45。

施純仁（2003）。*協和精神概說，臺灣醫療道德之演變－若干歷程及個案探討*。臺北：國家衛生研究院論壇生命暨醫療倫理委員會，179-186。

徐藹諸（1963）。中國護理史略。*護理雜誌，10*(1)，4-6。

黃崑巖（2002）。與北京協和的奇遇。*醫生不是天使*（19-25頁）。臺北：健行文化。

陳月枝總編輯（1996）。*護理先進：余道眞教授回憶錄*。臺北：大醫學院護理學系所畢業同學會。

張麗安（2000）。*張建與軍醫學校*。香港：天地。

張朋園、羅久蓉（1993）。*周美玉先生訪問紀錄*。臺北：中央研究院近代史研究所。

曾昭旭（1984）。中國人生哲學的特色，*人生哲學*（109-138頁）。臺北：國防部。

蔡作雍（2003）。回應：對施純仁「協和精神概說」一文，*臺灣醫療道德之演變－若干歷程及個案探討*（187-189頁）。臺北：國家衛生研究院論壇生命暨醫療倫理委員會。

熊秉眞、鄭麗榕（1991）。*楊文達先生訪問紀錄*。臺北：中央研究院近代史研究所。

熊秉眞、江東亮、鄭麗榕（1997）。*魏火曜先生訪問紀錄*。臺北：中央研究院近代史研究所。

蔣欣欣（2002）。由護理實踐建構倫理進路。*護理雜誌*，*49*(4)，20-24。

蔡篤堅（2002）。*臺灣外科醫療發展史*。臺北：唐山。

鄧家棟（1987）。協和醫學院的創歷經過。*北京市政協文史資料委員會編：話說老協和*（16-25頁）。北京：中國文史。

劉永楙（1993）。抗戰八年追隨林可勝先生的回憶。於張朋園、羅久蓉著，*周美玉先生訪問紀錄*（143-150頁）。臺北：中央研究院近代史研究所。

Bullock, M. B. (1980a). A Johns Hopkins for China. In an American transplant: *The Rockefeller Foundation and Peking Union Medical College* (pp. 24-47). CA: University of California Press.

Bullock, M. B. (1980b). John Grant, Medical Bolshevik. In an American transplant: *The Rockefeller Foundation and Peking Union Medical College* (pp. 34-61). CA: University of California Press.

Ferguson, M. E. (1970). *China Medical Board and Peking Union Medical College*. New York: China Medical Board of New York.

Friedman, R. (2002). Becoming partners: Partnership as a potential relational development. *The International FORUM of Group Psychotherapy*, *10*(1), 24-30.

Maslow, A. H. (1971). *The farther reaches of human nature*. New York: Penguin.

Nitsun, M. (1998). The organizational mirror: A group-analytic approach to organizational consultancy. *Part I- theory. Group analysis, 31*, 245-267.

Schon, D. A. (1983). *The reflective practitioner: How professionals think in action.* New York: Basic Books.

The Evolution and Praxis of Partnership

Abstract

Partnership is the mental processes of being aware of, and adjusting to the inequitable and reciprocal giving among partners. Through retrospective studies, this article examind the context, evidences, and development of partnership between Peking Union Medical College (PUMC) and the National Defense Medical Center (NDMC), an exemplary blending of western health professional education into Chinese society. The authors also discussed the transcendence and moral praxis of partnerships.

Keywords: partnership, transcendence, health professional education.

第九章　小組教學的自由談

摘　要

　　本文旨在說明自由談在研究所小組教學的運作，並呈現學生的領悟及教師（團體帶領者）的立場。以為期一年的團體心理治療教學為例，介紹自由談團體的運作方式，包括文獻導讀、鬆身與靜坐、自由談與對話三個部分，並指出此教學中護理所研究生的情緒身覺察及行動省察。最後陳述帶領者在自由談團體中的角色，包括隱身的存在者、全方位的觀察者，以及團體的跟隨者。

關鍵詞：團體分析、自由談、小組教學

絮語：

　　像「放風箏的人」，手中的線拉著團體中的每個成員，學習慢慢放線，放線時也要注意不是長長的線就好了，順著團體的風向也要適時地將成員們拉回來，才能帶領成員一直飛行。（158頁）

我只知道一件事，就是我一無所知。

——蘇格拉底（Socrates. 469-399 B.C.）

前言

　　智慧來自人類內心的「理性」，而非依靠外界他人的給予。明代王陽明提到人與生俱來的良知，使道理在對話中愈益顯明，「此道本無窮盡，問難愈多，則精微愈顯」、「聖人亦是學知，眾人亦是生知，這良知人人皆有。」小組對話教學，以提問取代直接回答，促成良知展現。《論語》也提到孔子的謙遜與善問，「吾有知乎哉？無知也。有鄙夫問於我，空空如也，我叩其兩端而竭焉。」孔子對其弟子坦承自己對於農民提出的問題一無所知，需要經由提問的歷程，彼此才能共同進入了解的層次。顯示教學不是單方面的傳道、授業、解惑，而是需要通過對話。

自由談的對話教育

　　團體分析學派，指出自由聯想討論、減少干預及觸發式引導可以讓人邁向更健康和諧的生活（蔣欣欣，2013）。由無害、無為的去暴力干擾狀態，以及彼此共在的融洽情韻，形成相互轉化的倫理契機。過程中是帶領者與成員攜手合作，在疑慮中提出問題，共同追求答案，具有相互交織的互為主體性（Cohn, 1993; Friedman, 2014）。在一種融洽感、沒有緊張感的氣氛中，主體自我愈來愈淡泊，同時人的身體愈來愈柔軟放鬆，結果使人容易和周遭情境產生感應（賴錫三，2015），進而經由團體的對話，形成對待生活處境或生命存在的啟示，實踐於生活世界。這種對話教學不是灌注知識而是引導思考，類似孔子所提「不憤不啟，不悱不發，舉一隅不

以三隅反，則不復也。」意即不到苦思冥想時，不去提醒；不到欲說無語時，不去引導；不能舉一例能理解三個類似的問題，就不要再講了。

對話教育，重視能夠引發思考的提問（problem-posing），而不是提供答案的解決問題（problem-solving）（Freire, 2000）。問題解決的模式，重視客觀的答案、填鴨式堆積知識、忽略主體的特殊性，導致知識霸權的宰制，使學習者存在於「為他存有」的壓迫結構中。合宜的提問，則可發展學習者的覺察能力，透過嚴肅地反省自身存在於這個世界的方式，形成「為己存有」的行動思維；當能自在地檢視自身、了解自身的有限性，就能夠包容個案（病人）及其他人（宋文里，1995）。

團體歷程

臨床教學的自由談（free-floating discussion）團體，可依團體的性質而發展。本文介紹兩個時間長短不同，但步驟相同的團體，分別是90分鐘與三個小時，其實施步驟依序為：文獻導讀、鬆身與靜坐、自由談與對話。

一、文獻導讀

此階段約30分鐘，文獻導讀，藉由成員導讀、釐清內容與心得分享，而引動理論知識與自我生活的連結。將書本上的文字流動於談話之中，構築起對話的平臺。

二、鬆身／靜坐

鬆身與靜坐是進入自由談的準備工作，此階段約5至10分鐘。目的是讓參與者透過身體的動與靜，感到自主與自在，產生探究生活世界的自發性與創造性。這種自主與自在，都是由身體經驗啟動，藉由團體中他人經

驗、自身感覺及當下行動，觸發身體感受與情緒經驗，進入自身情緒與行動的省察。

團體對話之前的鬆身，視場地大小，或站或坐的伸展肢體，藉著身體活動將自己與身體做連結，由外物回到自身。靜坐，引導成員採取舒適的坐姿，調整身體姿勢後，將意念專注放在呼吸上，由調身、調息，進入調心，孕育真誠面對自身與他者的氛圍。

三、自由談與對話

團體對話的時程，約60至90分鐘。前10分鐘採取自由談（見第一章），引導參與者進入自我覺察，之後逐漸形成討論話題。

以自由談的方式開啟團體對話之難處，是帶領者會有失去主控權的不安。此因專業常意味著擁有與掌控知識的立場，當帶領者占據擁有知識的位置，卻不能說太多；而參與者則處於無知的學習者位置，期待帶領者提供知識、給予解答。實際上，參與者才是自身生活的專家，真正有用的知識是源於自身的覺察與抉擇。帶領者與參與者之間存在著一種雙重不對等關係，帶領者看似有權，實則無力；參與者看似無知，實則有力。除非參與者內在產生覺察與動機，否則對於積習已久的生活方式，專業人員是難以使力的。因此，無力感與不安是專業人員無法逃避的情緒，唯有接納這種處境，才有可能突破專業權力的迷思，化解專業的難題。

團體對話的自由談，破除專業掌控的迷思。帶領者的無為、不干預，引發成員省察自身情緒與行動。另一方面，團體帶領者有所為（無不為）的引導陳述、跟隨話題、相互映照，使成員彼此交換照護的觀點（蔣欣欣，2015）。以自由談開啟的體驗性團體，提供一個團體對話的時空，使參與者得以面對自身的情感與經驗，覺察自己與他人的互動。

團體最後的10至15分鐘，引導參與者回顧團體對話內容，並進行主題

命名，此團體主題是由團體對話中產生，而非團體事前籌劃。藉由共同命名，為此團體經驗作結語，利於發展出屬於團體的啟示。

學生的領悟

　　本文介紹的自由談小組教學，運作於研究所的進階心理衛生護理實習以及護理人員的繼續教育，目的是提供團體互動的體驗，以及提升護理人員帶領團體心理治療的能力。自2018至2019年的上下兩個學期，先後在北部A與B兩所教學醫院舉辦成長團體（第一學期）與督導團體（第二學期），共計20次（表9-1）。除臨床護理所研究生之外，並邀請醫院的護理人員（A院，8名；B院，5名）共同參與，團體包含回顧及文獻導讀、團體對話。第一學期的成長團體含研究生的反思團體，以促進對團體動力

表9-1　成長團體與督導團體之屬性

		成長團體（第一學期）	督導團體（第二學期）
目的		省察個人生活或工作 認識團體對話的技藝 體驗團體與個人的互動	省察帶領團體的經歷 學習團體對話的技藝 促進個人與專業的成長
結構	1. 成員	13人（8位臨床人員）	10人（5位臨床人員）
	2. 時程	12次，每次3小時。	8次，每次1.5小時。
	3. 地點	A院，團體治療室	B院，日間病房教室
過程			
1. 回顧與閱讀		30分鐘	30分鐘
2. 鬆身／靜坐		10分鐘	5分鐘
3. 經驗性團體		80分鐘	55分鐘
4. 反思團體		60分鐘（研究生）	無
5. 書面反思回饋		團體結束後一週內	同前

的覺察，培養第二學期帶領病人團體的能力。督導團體則僅以書面方式呈現團體後反思。團體均由兩位資深教師擔任帶領者。團體結束後的一週內，成員以不設限主題與字數進行反思書寫。

此小組教學的學生，共研究生5位（3位女性、2位男性，平均年齡27歲）四位爲必修，一位爲旁聽生，均爲在職的精神科護理人員，且參加兩學期的團體課程。第一學期的團體教學著重於自由談團體的體驗，第二學期實際帶領病人團體，並參加督導團體，討論帶領病人團體的經驗。以下依情緒身的覺察與帶領者的立場整理四位研究生（分別爲M、K、I、L），歷經擔任團體成員、帶領病人團體及參與督導團體三個階段後，產生的反思學習。

一、情緒身的覺察

情緒是知與行的媒介（唐君毅，1977）。成長團體與督導團體，提供意識自己情緒的時空，助於調整自己的行動。若未能看見隱藏於照護行動的情緒身，容易陷入痛苦與不平靜的情緒泥淖。以自由談開啟的對話，話題從病人的行爲轉回省察自己的情感，透過訴說而感悟、經由行動而覺知。

（一）心靈的鍛鍊

團體呈現的眞誠表述，曾使M陷入自我的掙扎，在團體後的幾天內會很敏感，容易多愁善感，因爲太容易覺察到自己與他人用詞，而有無限想像及詮釋，讓我覺得不勝其擾，會不自覺得去想爲什麼要這樣說、爲什麼用這個字詞，整個人變得比較敏感且鑽牛角尖，而覺察到這樣的自己，情緒又拉不回來，讓我覺得很痛苦，這就是莊子所說的心靈的養成吧。心靈是需要鍛鍊的，就像是肌肉需要鍛鍊。又發現，原來我不自覺有著這樣的

一面。（M）

（二）第三者的眼光

　　藉團體中的說出，使經驗再現。K在團體訴說其積壓已久的憤怒，這種訴說是跳脫當時情境的觀看，可得到自我解化，我被病人無故大吼的故事，雖然是短短五秒，但這種憤怒感我記了兩天，但有種奇妙的事情發生了，當（在督導團體）說出這件事之後，我能夠重新感受當時的挫折及憤怒，甚至講完之後，我有種雲淡風輕的感覺，想要let it go（放下）。（K）

（三）省察情緒的源頭

　　團體使人反思自身在框架下的角色行為，I與L分別陳述自己與病人或家屬互動時的情緒轉折。I陳述他被病人咆哮後的情緒，病人衝進護理站，就拍桌子對我講說：「你為什麼要把事情嚴重化，你這個護理師無理取鬧。」我：「今天因為你是病人，我是護理師，所以，我不會當面這樣跟你衝突。」當下呢，我是選擇相信他是有病的，但是他咆哮我的這件事情，整整讓我悔恨了十個小時，……我是帶著情緒回家。……參加團體，我有感觸就是……我為什麼當下會這麼做，還有我害怕的是什麼，……我整整花了一個禮拜，才把這件事情放下。（I）

　　L在團體中曾提及，自己不擅於面對家屬的提問，之後，她的省察是，為什麼他們的一些話語會容易激怒我？但我從來沒有好好的審視我內心的不平靜，我只是在抱怨那些病人及家屬怎麼會如此不可理喻？

　　在下一次的團體，她提到自身行為的變化，並訝異於自己的改變，上一次討論到我面對家屬有很大的壓力，然後這禮拜，我又面對這個家屬，……這個家屬講話真的是非常的強勢，可是我竟然可以一對一跟家屬談了快30分鐘，我沒有感到很有壓力或很有負擔，回到護理站，我就想

說：天啊，我怎麼可以成長這麼多！（L）

　　情緒身的覺察，源自團體中的安全與真誠，讓人可以自由地穿梭於其中，鍛鍊心靈的敏感度，由第三者眼光，省察自己情緒源頭，並將團體內的覺察，行之於團體外的日常。

二、行動力的省察

　　不干預的對話場域，讓帶領團體的新手勇於面對自己。這些新手在督導團體，以團體成員的身分，映照自己與病人的關係。覺知自身的緊張、擔心、害怕的情緒，使自己處在緊繃的「戒備狀態」。經由彼此經驗的訴說，建立起實踐性知識，包括引導對話、調整自己、學習放下、找尋平衡。

表9-2　團體成員的領悟

成員的領悟	內容
情緒身的覺察	心靈的鍛鍊
	第三者的眼光
	省察情緒的源頭
行動力的省察	引導對話
	調整自己
	學習放下
	找到平衡

（一）引導對話

　　由娛樂活動主持人，變身為能夠傾聽的對話引導者。M提到，在工作單位都是以娛樂活動帶領團體，此次體驗著以對話帶領團體。覺察初期自

己的緊張、擔心病人爭吵，這些情緒經驗，讓自己很疲累，但後來看見病人的能力，較能自在地跟隨團體的脈動，後期的團體，我發現他們有自主性了，我不再是那個一問一答的人，不再控制團體的發言進行，他們可以一直講下去，變成主動性了。

M由自由談的實作體驗，逐漸形成引導團體的自信，我越來越知道怎麼當一個對話團體的主持人，以前都是帶活動團體的主持人，現在就比較能多了解別人一些、引導別人對話。雖然說他們講一講會講到我無法回應，可是就是比較沒有像以前那麼害怕，害怕我無法control（控制）。

（二）調整自己

省察獨白式的說話方式，以及試圖改變的困擾及自我的調整。K先意識到，自己害怕團體中的沉默，而自顧自的講話，也反省到這樣的作法，是難以聆聽病人，過往帶病人衛教團體時，最害怕就是靜默，靜默讓空氣凝結，讓我擔心自己若不繼續說話，場子很冷，反而自顧自的講話，擔心自己下一句話要說什麼，反而無法專心去聆聽病人想表達的話語。……可是自從這個（自由談）團體的進行之後，我會開始注意一些細微的事情。

然而，注意一些細微的變化，也給自己帶來困擾，由反思會發現，我越來越有這個能力的時候，一開始會很害怕，如果我早知道，如果我不要有這個察覺能力……我就不會有那麼多負向情緒。

說完這些話語，她又自我意識到，但是這種無力感不是當自己裝瞎、看不到就會解決的，反而我自己越看清楚問題在哪裡的時候，我就會越有勇氣去解決這件事情。

（三）學習放下

看見病人的對話能力，放下對話題的掌控。I逐漸走出團體掌控者的

角色，帶團體的時候，我總是非常的緊張，……過程除了要專心聽病人說話外，還要擔心會不會偏離主題，幾次的經驗後，我發現有時候偏離也不是壞事，或許團體當下的經驗引導他們去談，有幾次我的團體聊的東西跟計畫書寫的不同，但病人非常熱烈的分享，而我也捨不得打斷。

他省察自己的行為，提到，學會如何控制很簡單，但是我覺得學會放下很難。改變習慣的身體，學習新的行為，確實需要多練習，基於用心持續地動中覺察，意識到自身逐漸減少對團體的掌控。我每次帶完團體，自己心想，幹嘛把病人勒那麼緊，但是下禮拜上場的時候，我又會做一樣的事情，但是那頻率有慢慢減少了。

（四）找到平衡

由試圖化解帶團體的緊張情緒，尋找收放自如的平衡。L以蹺蹺板、放風箏形容自己學習帶領團體的經歷，提到，像是站在蹺蹺板的兩端，就是要從控制的那段，慢慢地走向被控制的那端，中間就是要慢慢學習找到那個平衡，又發現自己慢慢找平衡點的心情，也流露於與病人的對話，我都跟病人說，沒關係你就一步步的慢慢來，我覺得這句話也是講給我自己聽。

期末分享時，L以「放風箏的人」形容尋找自己與病人間的平衡，對於獨占者看似沒有辦法，若是聽出他想要表達的深層內心的東西，並引導他回到自己或是給予他深層內心感受支持，可能就化解了獨占的局面；……像「放風箏的人」，手中的線拉著團體中的每個成員，學習慢慢放線，放線時也要注意不是長長的線就好了，順著團體的風向也要適時地將成員們拉回來，才能帶領成員一直飛行。

L意識到，自己變得柔和、有彈性，不是僵化的照著規則走，風箏沒有改變，改變的是控制風箏的自己的手，也是自己的心。又提到自己找到

平衡點後的改變，前2次帶團體時因為先讓自己處在「戒備狀態」，一副要出征的樣子，所以隨之而來的都是緊張的情緒；第3次前，我放下很多緊張、謹慎的情緒，抱持著一個愉悅平淡的心進入團體。

自由談帶領者的角色

團體對話的帶領者，是一位健康生活的促進者，也是心理教育的執行者。專業人員的角色，總是擁有專業技術與知識，時常自許為健康問題的解決者。然而不預設主題的自由聯想討論，卻要收斂自身的醫療專業知識與技術，因為在學習的道路上，他人的點化，不如自家解化。每個人都有與生俱有的良知，只要除去對良知的障蔽，就能啟發人性。當人自學反省後，反觀即可自得（吳蘭，1986）。Maslow（1971）也指出每個人都有自我管理、自我抉擇的能力。強制的管理，不及道家不干擾、不掌控的接納與受動；人為操弄的行為糾正，不僅無效，還可能有害。如果無為是一種教學策略，得以創造反觀自得的時機。那麼帶領者的無為是如何展現？

一、隱身的存在者

團體帶領者身在團體中，可以如同團體成員一般，甚至是隱身於團體。一個成功的帶領，是讓團員產生自信，並感覺成長是自己努力而來的，而不認為是帶領者的功勞。隱身的存在，如同老子的自然無為，莊子的遊「至人無己、神人無功、聖人無名」。

二、全方位的觀看者

帶領者以不干擾、不掌控的虛靜，產生更深更廣全方位的觀看。團體過程中，團體帶領者靜觀自身、覺察當下感受及生活情境，往內心深處探詢其意義。由對自身之內的認知，達到對身外之物的瞭然。靜觀，看似無

為，實則是無不為。靜觀知覺活動的基底是身體經驗，如果沒有覺察身體的存在，就不會有對世界的感知、對他人的理解。

三、團體的跟隨者

　　帶領者不是團體議題的決策者，也不是問題的解答者，而是團體的僕人，跟隨團體發展的（follow the group's lead）順勢而為。帶領者處於清晰、覺醒之「冥思的寂靜意識」中，保持著「虔敬而專注」的靜默，引發成員發現無法由「專家」得到答案，就自然轉向內求（蔣欣欣，2013）。

　　一位喜好衝浪的護理人員，以「觀浪、破浪、等浪、乘浪」的歷程形容跟隨團體的方式。提到，帶領者的觀浪是觀看自己，破浪是突破自己，等浪是聽之以氣，乘浪是隨心起乘。

　　團體中的每一句話語，都像是一道浪，或許只是湧而不是浪。衝浪者永遠也無法掌控緊接而來的浪花會有多大，所以我們必須隨時為下一道海浪做好準備，仔細觀看聆聽團體中的每一句話語、感受每一個肢體動作，利用團體突破自己，平靜時用心等待、聽之以氣，把握機會判斷追浪、快意起乘。……在當下，才有活著的感覺，在團體中，就是分享活著與生

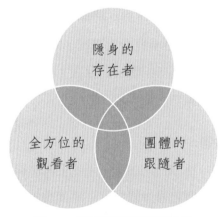

圖9-1　自由談帶領者的角色

命。（元耀，寫於2014團體課後）

結語

　　團體對話的空間，是人性的實驗室，成為生命與生活的學習場。引導團體的帶領者，以隱身的存在者、全方位的觀察者、團體的跟隨者的無為而為，創造一個能真誠面對自身與他者的學習氣氛。

　　此團體教學的歷程，分為文獻導讀、鬆身靜坐、自由談與對話三部分。文獻導讀是建立對話的平臺，培養理知內容；鬆身靜坐，是調整身心回到當下，理知的內容成為背景，讓個人的體驗成為主體；自由談的團體對話，是基於前述的理知背景與當下主體經驗，發展人際間的相互學習。

　　本文之團體對話教學為期一年，第一學期的經驗性團體，先讓學習者體驗團體互動，在鬆身、靜坐後，以自由談開啟的不干預對話時空，親身經歷團體所帶來的自覺與感受，並反思團體中自身與團體關係，以準備成為團體對話的帶領者。第二學期的督導性團體，是回顧或策動自身帶領團體的經歷，藉由一次又一次對自己的提問與反思，省察自我，調整行動。因著減少干預、自由聯想的討論及觸發式的引導，團體中的每個人既是帶領者又是學習者，彼此教學相長，呈現自由談團體的不言之教。

　　此自由談的團體教學，除了跨越兩學期的延伸性，促進學習活動的深化，也配合臨床的繼續教育活動，促進學校與醫院的夥伴關係。

致謝

　　本文在科技部計畫（MOST 106-2511-S-010-002-MY2）部分補助之下，將團體對話教學，融入進階心理衛生護理實習課程。感謝秋月老師、

盈君老師、實習場所護理同仁的協助參與，共同參與學習的如瑩、雅綾、毓琳、佳珉、彥良，提供寶貴的學習經驗。

參考文獻

宋文里（1995）。「批判教學」的問題陳顯。*通識教育季刊，2*(4)，1-15。

吳蘭（1986）。*王陽明教育思想之研究*。臺北：臺灣中華書局。

唐君毅（1977）。*生命存在與心靈境界*。臺北：學生書局。

蔣欣欣（2013）。*團體心理治療*。臺北：五南。

蔣欣欣（2015）。自由談的督導團體運作—精神衛生護理人員的經驗。*護理雜誌，62*(3)，41-48。

賴錫三（2015）。《莊子》的自然美學、氣化體驗、原初倫理：與本雅明、柏梅的跨文化對話。*文與哲*，26，85-146。

Cohn, H. W. (1993). Martix and Intersub-jectivity: Phenomenological Aspects of Group Analysis. *Group Analysis, 26*, 481-486.

Freire, P. (2000). *Pedagogy of the oppressed*. New York, NY: Continuum.

Friedman, R. (2014). Group Analysis Today-Developments in Intersubjectivity. *Group Analysis, 47*(3), 194-200. doi: 10.1177/0533316414545839

Maslow, A. H. (1971). *The Farther reaches of human nature*. New York, NY: Penguin.

The Free-floating Discussion in Small Group Learning

ABSTRACT

The purpose of this study was to state the process of free-floating discussion in small group learning for graduate students and explore the insight of learners and positionality of group facilitator. This group process included paper reviewing, meditation after the body extension, and dialogue following the free talk. Being aware of the emotional body and reflecting on action were the embodied learning of students. The doing without doing of facilitator in free-floating discussion was the existent in shadowing, observer-as-participant, and group follower.

Keywords: group analysis, free-floating discussion, dialogue education

第十章　團體中的話語

摘　要

　　本文目的是探究經驗性團體中說話者的處境。作者以身為「督導零時差」團體成員的經歷，陳述團體中不同形式的話語，包括言說與所說，寓言、重言與卮言；並指出說話者的內在世界，及由所說進入言說。

關鍵詞：經驗性團體、言說、所說、莊子、他者

絮語：

　　剛才，帶領者與我的關係，就像剛才提到老闆與催員間的溝通，當催員出現不同意見，只是在陳述一個不同的觀點。此刻，特別體會到，提出不同的觀點，未必是指責對方。重要的是，由不同觀點形成新的啟示，鍛鍊自處的智慧。（168頁）

前言

　　應和著教學與研究的任務，探究著中西方的哲學思想，參與著團體心理治療與教學，思考著理論與實務的關係，遊走於自身與專業之間，試圖尋找理想與現實之間的安適。

　　專業服務中各種角色期待與要求，有時讓人失去自己，總想有機會跳脫，尋找新的啟示，發現自己。試著將自己拋擲於團體之中，享受片刻的悠遊自在，去體會「活著」是什麼樣的滋味。

　　「督導零時差」是中華團體心理治療學會提供的90分鐘團體督導，提供一種督導團體的現場示範。此活動包括經驗性團體與督導團體兩部分；經驗性團體是內外圈形式，內圈的團體成員由現場招募，外圈的團體成員，則是觀察員包括其他與會者以及兩位督導者。此團體的演練需要觀察者、成員、帶領者、督導者、主持人不同的人員參與，其中前兩者是在會議現場當下自由決定。

　　作者選擇擔任團體成員，是希望在與他人的互動中，了解知識與生命的關係。探究為自己而活與徹底利他的關連。

　　本文主要以列維納斯（Levinas）的說話行動，莊子的卮言，探討自身作為團體成員的體驗與反思。內容涉及所說與言說，團體中的寓言、重言、卮言，說話者的內在歷程，與團體中的言說。

團體的歷程與反思

　　基於活出自己的欲望，驅使自身在團體中，不僅注意外界的現象，也內觀自身的感受，因此，選擇擔任團體成員，把握一個面對自己生命主體的機會。

團體初期，身為團體成員，聽著帶領者關於團體規範的獨白，過往的不安不斷地於腦海裡翻騰，那些是，曾經在開場時感到為難，勉強自己說著同樣的話語；曾經默默地承受著團體規範，感嘆時間的流逝，但又努力說服自己，這冗長的團體規範是保護團體成員的必要措施。

一、切斷獨白

當下，為了體察活著的滋味，不想再給自己找理由，只想真誠的面對自身的感受。注意到自己不想再承受帶領者的獨白，而想要進入對話，於是插話，詢問帶領者，「如何稱呼您？是……或是……？」，他思考一下，決定自己的名稱為帶領者（領導者），但又繼續陳述那未完成的開場白。

二、中斷的討論

接著，帶領者要求團體成員依其指示的方向自我介紹，成員們順從著介紹自己，也說出自己當下的處境。幾個人談到此刻的緊張不安，有人對工作上的轉換或是職場上的人際相處感到不安，有人對於身體的不安，提出以深呼吸的方式處理。此時，帶領者突然發問，「我們今天要談的主題是什麼？」這個問題也曾是自己帶領團體的話語，但是，此刻聽起來，卻感受到團體意識流被打斷的不暢快。在這個不暢快的時刻，反省團體當下的處境後，又再次發言，「我們不是在討論議題嗎？」此時，帶領者在團體成員們陸續回應中，不再要求具體的主題。

三、面質帶領者

一段時間之後，帶領者注意到左側一位年輕成員未發言，便邀請她說話，問她，「今天在團體中，誰最像老師？」這又讓我想起多年前一位學員在團體中提問，「誰是今天團體中，最不穩定的病人？」此刻的震驚，不亞於聽到該學員話語的感受，心想，「天啊！如此的話語，怎麼又再次

出現！」過往的自己，身為督導者，耐心地等待著被督導者自我覺察；如今身為團體成員，直接面對的是內心的不安，與其在團體裡找一個代罪羔羊，不如自己對號入座，就直接陳述，「你是問今天團體中，誰最權威？……是指我嗎？」帶領者未回應，又問右側成員的意見，此時，另一位成員，李先生繼續問帶領者，「我也想知道你那樣問話的理由。」帶領者不回應，又問左側成員，此時左側成員回應，「這個團體跟學校的團體經驗不同，在學校裡，大家都要老師點名才說話。」李先生又繼續追問，帶領者面對右側成員，「我等一下再說。」李先生緊追著問，「你為什麼不回答我，我很生氣。我這樣說，都在發抖。」

四、帶領者的自白

此時帶領者終於穩定下來，說道，「帶這個團體，我也有壓力，心想這麼多有經驗的人，有人是不是暗樁，是來測試我的？……」面對著無法逃避的追問，帶領者不再費力扮演，而是素樸的呈現自己，謙卑地接納自己的困境。帶領者承受成員的追問，當下覺察自身的情緒，不再為某種框架所綑綁，真誠地說出自身感受，使成員感到帶領者的同在，而不是疏離。

五、成員的領悟

對於異於己的他者，該如何面對？團體當下發生的事件，其實宣稱著一種立場，「剛才，帶領者與我的關係，就像剛才提到老闆與僱員間的溝通，當僱員出現不同意見，是在陳述一個不同的觀點。此刻，特別體會到，提出不同的觀點，未必是指責對方。重要的是，由不同觀點形成新的啟示，鍛鍊自處的智慧。」

團體中的話語是彼此激發而出，當真誠地與他者相遇，感知他者的立場，主體如同成為人質，不得不做出回應；為了回應，更要再回到自身，

因此，他者觸發內在的自我覺察，引發轉化，不僅帶領者是如此，也發生在成員之間。團體中的李先生，不僅注意自己的情緒，而且能說出自己的身體處境；其他成員們分別提到的情緒、深呼吸，也提醒我們，感知自己由身體經驗開始，且意識到異於我者，甚至是我的敵人，也是成就我自身的關鍵人物。

團體的所說與言說

話語是團體運作時，了解彼此或陳述自身存有狀態的途徑。話語的所說（said）與言說（saying），呈現主體的「存有」活動，而不只是一般的「說話活動」（Levinas, 1981）。前述切斷獨白或中斷討論的說話不只是說出某種東西，而且是向他人展示自己，或是一種祈求。

所說，意指已經被主題化、固定化的話語，像是已經寫在書上的文字，雖有道理，但較無開展性。團體中出現的所說，是說話者為說話而說話，有時是為應和著外界，表現存在而說話，有時又是配合自己扮演的角色而說話，說些配合規範的話語或是人生道理。這些語言，無法真誠反映自身當下的感觸。當團體帶領者預先設定討論主題，成員只能依此主題回應，彼此在角色中相互配合著運作。但在文本案例中，帶領者的預設立場，受到成員的面質。

言說，是指當下互動生成的話語，當下生成的話語是基於身體經驗的有所感而發。團體中當下受到他者觸發，引發內在的擾動而產生的話語，此話語不是預先籌劃的，只是內在有種模糊不清的感觸，因受到他者的激發，而自然出現生命的創造與創新。當團體成員提到自己與工作的關係，引發另一成員說出自己與同事相處的無奈，在繼續述說中，發現無奈的深處是同事的幸運，以及自己的福氣。

團體中的寓言、重言、巵言

人際間相處，時常是「同於己者爲是之，異於己者爲非之。」（楊家駱、劉雅農，1989），接納與自己意見相同的，否定不同於自己的意見，如此排除異己，只好帶著成見，生活在自以爲是的生活世界，無法產生更深遠的視野。莊子則以寓言、重言、巵言三種不同的表達方式，提醒世人在所說與言說之間，釐清生活的眞相。

寓言，是莊子最常採用的述說方式，「寓言，藉外論之」，藉著外在的大自然或古人的虛擬故事，說明人情世故的各種現象，讓人思考自身的存在處境與抉擇。團體互動現場「藉外論之」的「外」不是虛擬的，而是來自現場成員的生命經驗；他人生命的實際處境，足以成爲自身參照的依據，透過他人經驗的映照，產生鏡照的功能（Foulkes, 1984）。他者，引發內在自我的省察（他者進入我內）；他者是單方面無特定對象的訴說，同時，聽者是不外顯地吸收並影響自身內在的運作。成員的領悟，來自對於團體人際相互衝突的觀察，由團體中的事件，領悟生活中老闆與員工的立場，也讓一位靜默的成員，思考自己與同仁的相處。

「重言，所以已言也，是爲耆艾。」重言，是述說著學習來的話語或經驗，指出某些道理。團體中的重言，像是團體中成員提供的建議，較屬於單方面、具體地的言語，但聽者未必能攝入而調整自身的行動。一位團體成員建議以深呼吸處理自己帶團體的焦慮，理智上得到成員的認同，卻未必能實際化爲行動。

巵言，如同言說，是發生在當下的，順著當時自然的情境的回應。「巵言日出，和以天倪，因以曼衍，所以窮年。」順著自然而然，不預設立場，隨和而發的巵言，是不斷受到外在引發，生生不息。團體對話，彼此保持開放性的聆聽，不預設立場，於存有的當下，主體內在發生變化，

不僅將話語聽入，同時也分享反芻後的心得，如此不斷混融，走出自以爲
是的存有活動。當帶領者說出「今天在團體中，誰最像老師？」成員的過
去經驗與當下並現，對帶領者話語中的權威性，不得不以提出質疑的方式
作出回應，最終帶領者也不再受限於角色，而能眞誠的面對內心的不安，
說出自己當下的情緒，接納自己是無法完全掌控外界的眞實。

言說（saying）的內在歷程

　　話語代表自身與他人的接觸，彰顯著回應（response）與責任
（responsibility）。在回應與責任的關係裡，我與他者之間處於一種「非
彼無我，非我無所取」的互爲主體的相生相成。醫護人員與病人之間，因
病人的出現，醫護人員才具有存在的意義，失去病人，醫護人員的角色功
能就無從呈現，反之亦然。

　　醫病或護病之間互爲主體的處境中，難免出現一些不得不然的狀況，
這種不得已，透過言說的內在運作，可以湧現一個精緻的創發歷程，提供
彼此的超越。首先，是存活著的感知能力，每個「活」都存在著被動性的
感受，因有所感，產生情緒，此單純自明的純粹感受性，構造存活的內
容，使人具有主體性。只是，最初的「有所感」，常是說不清楚；也就
是，在說出話語之前，其實已經存在著想要表達，卻又不明確的「言」
（dire），說出是「言」被他者呼喚出，是一種順從、尊重、博愛。當被
問，試著說出，開始赤裸裸的呈現自身，自身不僅向外觀察觀眾的反應，
同時亦向內體察自身的反應，挑戰自己的陳述。意識到自身與他者的差
距，或是自身陳述的話語與自身情緒間的距離。情緒再次生發，進而修
正自己的語辭，意圖讓自己話語有新意。打破已被固定化或是主題化的
所說，透過互爲主體的關係，於不斷挑戰中，跳脫自身，再一次產生新

意。此案例的帶領者，受到成員的面質，勇於面對自身的自白，呈現真正存活的人，是勇於打破自己的同一性（Levinas, 1981），不斷自我更新（圖10-1）。

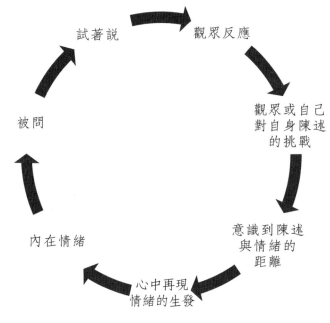

圖10-1　言說（saying）的內在歷程

* 引自：蔣欣欣（2013）。團體心理治療。臺北：五南。74頁。

　　團體互動的現場，存在著眾多異於己身的他者，彼此相互引發的對話，跳脫原有的框架，使人可以由日常生活處境進入本真存活的樣貌，喚起自身的創造感。通過記憶，讓過往與當下存有同時呈現，藉著「以史為鏡」的觀照，使模糊又說不清楚的處境，進入較為清明、活潑開放的場域，建構主體感（subjectivity），產生不斷創發的人性（humanity）（Levinas, 1981）。說話主體在「隨說隨掃」的歷程中，不斷向上提升；團體中的言說，促成主體性的建構。

由「所說」（said）進入「言說」

團體活動中，帶領者以固定化的言語，陳述著團體規則的「所說」，無法激活團體成員的生命經驗。

前例中，當成員不滿被帶領者公式化的言語（重言），但考慮到帶領者的立場，就以「如何稱呼您」中斷帶領者的獨白，企圖開啟言說的歷程。在團體成員討論時，帶領者插話，「我們今天的主題是什麼？」中斷團體對話，一陣沉默之後，出現「我們不是已經討論了嗎？」挑戰帶領者的威權。意味著成員的主體性被帶領者的話語所激活，逼使當下存在的主體現身，赤裸裸的呈現自身；當帶領者直陳「暗樁」的挑戰，再次引發成員的情緒擾動，試著陳述新的意義。這個因情境而生，又讓人意外的尼言，能夠綿延不斷，引發對話與思考。

團體中不斷創發的「言說」，是在互動中出現的，無預設、隨著場面而生發的話語。促成被當下激活的內在生命，無偏見的讓存有現身，自我在自身中感受到他者。由於受到他者的激發，回到自身，由人觀己，產生內注性的人際學習（intrapersonal learning），或是由團體體驗的各種感官意象（sensible image），學習到樸實、謙卑、耐性，激發出外現性人際學習（interpersonal learning）（Yalom, 1995）。

主體放下任何防禦地暴露自己，赤裸裸地向他者顯現，沒有任何矯飾地離開安全庇護所（shelter），呈現由迎面而來的他者所激發的易感性（vulnerability），被要求反應，被逼迫有所反應，也做反應，此反應又回溯到自身，再次思考自己的存在。此存有活動一直向外擴展，不是一直固守於內在的自我同一，不要求團體運作在自己的掌控之下，由內在走出，轉向外在，順著團體的流動，對存有本質的忠誠，卻也造成自我的分裂。這種不顧自己，對自身角色的背離、遺棄、反抗，使自己由渾渾噩

噩的自身，轉向爲清醒本眞的自身，忍受自我叛離的痛，使自身逐漸在爲他（for the other）之際，被他（by the other）所激活，產生爲己者（for oneself）的熟成（ageing）（Levinas, 1981）。本文案例的帶領者在奉獻自己、服務他人的終極之處，卻也成就自身。

致謝

本文完成感謝羅麗君教授、王小滕教授在理論方面的指導，羅麗君教授、張宏俊醫師提供手稿意見，參與團體的所有成員，以及國科會計畫（NSC101-2511-S-010-002-MY2）的部分經費補助。

參考文獻

楊家駱、劉雅農（1989）。*莊子集釋*。臺北：世界。

Foulkes, S. H. (1984). *Therapeutic group analysis*. London: Karnac Books.

Levinas, E. (1981). *Otherwise Than Being or Beyond Essence*. Pittsburgh, Pennsylvania: Duquesne University Press.

Yalom, I. D. (1995). *The theory and prac- tice of group psychotherapy*. New York: Basic books.

The Speech of Subject in the Experiential Group

Abstract

The purpose of this study was to articulate the speech of subject in the experiential group. The personal narrative inquiry was used to reflect the group interaction in terms of Levinas' facing the other and dialogues identified by Chuang-Tzu. The said and the saying in groups, the inner process of the speaker, the three types of dialogues, and the saying in experiential group were explored for understanding the speech of the subject and the identification of the subject in the group.

Keywords: experiential group, saying, said, Chuang-Tzu, other

第十一章 自由談的體驗與導引

摘 要

　　本文旨在探討自由談團體的運作機制。採用現象學研究方法，以實施兩學期的精神護理臨床實習之督導團體為對象。督導團體是每週一次、每次150分鐘，共計12次。分析團體資料，結果指出自由談的團體具有由體驗而領悟，由導引而自明的團體功能。體驗的內容，包括他人的經驗、身體的感知、自身的行動；導引的方式，是鼓勵陳述事例、跟隨話題的流動、引發彼此的映照。自由談團體的體驗與導引，是經由帶領者的無為而為，以及團體與督導的平行運作，使人蘊生自發、創造、自信，促進深度的學習。

關鍵詞：自由談、團體分析、深度學習、對話、督導團體

絮語：

　　他們（病友）會講到，「覺得團體不要訂主題，想要講什麼就講什麼，覺得這樣很好」。病人是這樣講：「就算我提的問題在這邊都沒有答案，主持人也不會給我答案，可是沒關係，我覺得我可以在這邊說也很好。」（182頁）

前言

　　自由聯想的討論（free-floating discussion）或稱之為自由談，源自英國團體分析（group analysis）學派，是以不預設主題及立場的方式，開啟團體的對話。基於人際間互為主體的立場，由彼此相互牽引的話題，逐漸形成聚焦的對話（蔣欣欣，2013；Potthoff, 2014）。此方法不僅關注人際互動，更強調團體的整體性（group as a whole），認為每個話題的出現，必有來自身體意象與生活世界的相對應背景。過往的壓力或傷痛，透過團體的鏡照、共鳴，自然出現於互動的當下，在愛的氛圍中，彼此包容、承擔、相互療癒（mutual healing）、相互學習（mutual learning）（Cohn, 1988 & 1993; Friedman, 2014）。

　　督導團體是一種以團體互動進行教學的指導（Leszcz & Murphy, 1994），可分為個案報告式、教導式、人際互動式三種（Holloway & Johnston, 1985）。前兩者重視專家意見，後者則關注學習者經驗，能整合學習內容與生活經驗，促成深度學習（Benner et al., 2010）。

　　團體的帶領者，是團體過程的觀察者（process observer）或是引導者（moderator）（Borders, 1991），但是具有教師身分的團體帶領者，容易被視為一個知識專家，成為學習者依賴、害怕、羨慕、敵意的對象（Buber, 1988; Doehrman, 1976）。自由談的運作，採取一種減少干預（minmum of instruction）的立場，開啟團體對話（Foulkes, 1991），可降低教師的權威性，使學習者盡情抒發自身的經驗與感受，真誠檢視自己，發展自我引導的能力（internal supervisor）（Casement, 1991）。然而，自由談的小組教學，如何促使臨床教學的產生教育功能？

　　現象學主張直接觀照知覺和經驗，對於先有的預期、解釋、理論，都要置入括弧中，存而不論，避免對現象本質產生先入為主的扭曲或誤

解，這種現象學的態度，也符合自由談團體不干預、不預設主題的立場（Cohn, 1988）。因此，本研究採用現象學方法，目的在找出自由談小組教學的運作機制。

方法

本研究以進階精神衛生護理學實習的督導團體爲對象，蒐集團體互動過程紀錄及相關資料進行內容分析。

一、督導團體

督導團體是用於提升團體帶領者的自我覺察及處理帶領病人團體的困擾，由10位於研究所就讀的護理人員所組成。團體帶領者由兩位資深教師擔任，實施兩學期，不同學期的團體，分別以S及S代表。每週一次，每學期6次，共計12次團體。每次150分鐘，包括暖身活動（30分鐘），爲肢體伸展、分享前次團體經驗（回顧或修正前次團體紀錄）、靜坐；督導團體（90分鐘），最初10分鐘是自由談，其引導語爲：「請述說此刻腦海呈現的意念，這個時段也不需要對別人的話語做回應」，經過自由談之後，逐漸形成討論話題，最後15分鐘，引導團體總結；督導團體結束後，並舉行會後討論（30分鐘），由帶領者與團體觀察員共同參與，邀請學生參與觀察及回應，促進師生相互的學習。

二、資料蒐集與分析

研究資料來自團體過程紀錄、團體後心得作業，主要是帶領者個人的教學日誌。每次團體過程，都經由參與者同意後，請觀察員擔任現場紀錄及錄音。資料分析的步驟爲：(1)語言互動的蒐集，(2)資料的閱讀，(3)將資料加以歸類，(4)按照護理學的觀點，將資料組合並表達之，(5)將資料

綜合摘要之，以供與學術團體溝通之用（蔡錦雲，2006；Giorgi, 1997）。

三、倫理考量

　　本研究獲得研究場域之人體試驗委員會之審核通過，其證書號爲201208HS014，倫理考量內容包括團體帶領者的資歷，爲具有團體心理治療督導員之資格，帶領團體時，警覺自身易被視爲專家，保持不論斷、不建議的開放性態度。爲保護學習者受教權，在督導團體課程結束之後，才進行團體內容的研究分析。保護隱私權，皆以匿名的英文字母A至J呈現資料，其中一位學員D拒絕參與，故未引用其團體對話的資料。督導團體之成員，文中以學員稱之，病人團體之成員稱之爲成員，以示區分。研究資料完成初步分析後，交給參與學員閱讀後，再次修訂關於因體驗而領悟的次主題類目爲，觀看他人的經驗、覺察身體感知、省察自身的行動，取代原有的（被喚起的感覺、放鬆的身體感、聽團體的步調），使結果更能呈現確實性。

結果

　　本研究顯示自由談的團體，提供體驗與導引兩種功能。學習者因體驗而領悟，由導引而自明。

一、因體驗而領悟

　　團體中彼此分享不同的經驗，使個人能由他人的經驗、身體的感知、自身的行動，產生不同的體驗。

（一）觀看他人的經驗

　　團體互動中他人的經驗，喚起自己過往的經驗，得到自我觀照的

機會。

第2次團體中學員們分享正進行的帶領團體經驗，讓一位剛結束帶領8次團體的學員，得以再次深入思考帶團體的經驗，彷彿那8次的所有情境都會蜂湧而至，（團體）講到一開始當leader的感覺，然後我就覺得好像回到我那個時候對於擔任leader的恐懼。然後有人提到在團體中的掌控、沉默或者是氣氛，或是成員之間的回應，我會想到當時那個時候的一些狀況，而我那個時候是怎麼樣。（S02018，E）

他人的經驗，提供自己學習的方向。最後一次督導團體，學員分享，今天團體之後就發現G或是H啊，他們就已經開始提供自己的經驗給同事或是在想如何幫助他的同事，讓我好像又看到一扇窗，覺得如果可以的話，行有餘力，也能夠像他們這樣推己及人。（S06015，J）

（二）覺察身體感知

團體所提供的時空，讓學員體驗身體感覺的變化，領悟到身體的狀態與帶領團體及生活的關係。

由督導團體中體驗自身的「不自然」與「自然」，理解到帶領病人團體時身體狀態，團體中，我一直覺得自己很「不自然」，……在後來的團體我發現我有比較自然，但我不太知道是什麼，後來在今天的團體中我突然發現原來我的自然是「放鬆」，而且我是藉著感受身體肌肉的放鬆程度，來感覺自己是不是放鬆的（H心得2013-S4）。

由檢視身體狀態，觀照自己帶領的態度，參加這麼多次我是覺得，要常常去感覺自己身體的變化，然後對自己好一點，自己身體狀況好了，好像比較看得到、比較聽得進去。（S06015，A）

團體中身體感的討論，使其憶起母親的提醒，也改變自己生活的習慣，今天也談到自己放鬆的重要，……。我突然能理解為什麼母親常常向

我耳提面命的建議我在睡前靜坐十分鐘，……，以前我不曾嘗試理解，而且，往往在睡前時腦袋裡想的，都是一堆擔心的負債與牽掛；但此刻我會讓自己在睡前靜坐五分鐘，享受放下、自在的感覺。（G心得2013-4）

（三）省察自身的行動

團體初期談到自己作為團體帶領者，不習慣自由談，內心掙扎於，到底要不要預設主題？還是要讓他們自由發揮？（S0102，H）……leader（帶領者）要主動一點，沒有leader去穿針引線好像就很容易冷掉。（S0103，A）

之後，由團體當下的體驗，學習聆聽團體的步調，不再為團體預設主題。一位學員提到，雖然成員（病友）希望治療者可以訂一個主題，……（我）還是讓他們自由發揮，他們最後談婚姻的問題，談得很熱烈，不管我焦不焦慮，他們有興趣的，也是會談得很熱烈。（S0103，I）起初是掙扎於想要預設主題的學員，由其實際帶領病人團體的體驗，了解自由談的作用，他們（病友）會講到，「覺得團體不要訂主題，想要講什麼就講什麼，覺得這樣很好」。病人是這樣講：「就算我提的問題在這邊都沒有答案，主持人也不會給我答案，可是沒關係，我覺得我可以在這邊說也很好。」（S0407，H）

團體的體驗，含括他人的經驗、自身的身體感、當下的行動，因此喚起過往的經驗，得以整理深層的擔心憂慮，領悟自由談的功能。

二、由導引而自明

自由談團體的導引方式，包括鼓勵陳述事例、跟隨話題的流動、引發彼此的映照。

（一）鼓勵陳述事例

規範性的言語往往無法產生新意，當團體出現過於理性或注重規條的話語時，可藉由導引陳述事例，喚起其記憶中的感覺，引起對話。

第四次督導團體，一位學員評論參與不同團體的感受，但未明確說出內容。帶領者就請其舉出實例，問到，可以講具體一點嗎？你察覺到什麼，那不是你原來注意到的。他回應到：帶領病人團體時，害怕出現衝突，但後來在督導團體中的沉默，讓自己更震撼，……衝突反而好像比較好處理，沉默時我比較焦慮，會一直引話題，卻還是冷的。（S0408，A）除了意識到自身的情緒，也意識到一直找話題的行動與自身焦慮的情緒。

經由實例的陳述，喚出被忽略的感受，一位學員提到，好像是回到事件最原初的點，以前你對這件事沒有感覺。……我現在就會特別注意感覺出來了，這個具體的事件為什麼讓我不舒服或為什麼開心。（S0615，A）

陳述事件中的情緒，利於釐清個人價值信念，跳脫出舊有的習慣，比較會回頭看自己，為什麼讓我生氣……以前是過去就過了。（S0615，F、H）有時不需把自己放在第一位，直接表達情緒；沉澱想一下，不要讓別人誤會。（S0615，D）但有時只能覺察，未能釐清，不過有時自己也理不出來，不知為什麼事生氣。（S0615，E）

（二）跟隨團體的話題

自由談的話題是自然的流動著，言語是彼此呼喚而出，無法預先籌劃。帶領者需要靜聽團體的脈動，因勢利導，留意存在的情緒與感受，由身體感覺，意識到自己的情緒；由情緒的覺察，省視個人的價值信念，進而調整行動。

當團體話題聚焦於不知如何回應病人的不安，病人又一直跟你要答案，指名了，一次比一次更明顯，當下我也（想說）逃不掉，那我要怎麼辦？（A）一陣的討論之後，意識到給病人答案也不能解決其問題，帶領者就順勢問到，如果帶領者的任務，不是在回答問題，或是綜合問題，那麼是⋯⋯。呼喚出學員（I）的一段話語，引導他們把問題想出來。這句話原是帶領者想說的，都是在提問中，讓成員說出。人際互動中，重要的不是給答案，而是引導其思考自己的處境，想清楚自己的問題，開啟其自我引導之路。

A也提到擔心病人缺席，帶領者繼續提問，聽起來好像你在帶團體的時候，注意到自己的不安，可是你當下沒有處理自己的不安，事後再去處理？這個話題引發學員回應，我在團體可以揭露自己的不安嗎？（S02012，A）團體中一段關於自我揭露的討論之後，學員提到，我想我會視狀況自我揭露，但態度不會是那麼赤裸裸，還是會想說怎樣去揭露對成員是比較有利。（S02013，H）其經由當下體驗、思考、喚出話語，理解到跟隨團體話題的自我揭露，不是帶領者滿足宣洩情緒的自我揭露。

（三）引發映照

映照，出現於團體內與外之間，以及團體內的各成員之間。

團體內與外之經驗的相互映照，引動對自身及病人處境的理解。學員在督導團體內，不喜歡介紹自己，卻在自己帶領的治療性團體，重複請病人做自我介紹，他在團體中提到，因為我很不喜歡被人家提到名字，不管是人家提到我或是我做自我介紹。（S0410，C）此時，帶領者詢問其如何開啟病人團體的自我介紹，他才覺察到自己感受與行動的背離，造成病人的不舒服，（請病人）自我介紹兩次。特別介紹自己的名字、興趣、喜歡什麼，但（現在）我就會覺得，我自己都不喜歡自我介紹了，為什麼要

求人家做自我介紹？（S0411）

　　團體內出現誤聽時，帶領者，以提問的方式，澄清彼此的話語，映照出「支持」或「制止」兩種發音相似但實際相異的立場。一位學員（G）分享對團體獨占者的處理方式，你會發現當沒人理他（病人）的時候，他還會是一直提，後來，我們有稍微「支持」他一下，之後他就沒有再提了。另位學員（H）卻問到，可是如果不要「制止」他呢？會怎麼樣？，此時帶領者發現話語間的誤差，就重述，不要制止？……不要什麼？（S0405）當確認G言語中的「支持」，被H聽成「制止」，就繼續引導團體思考「支持」或「制止」兩個不同話語行動所呈現的價值體系。

　　經導引而自明，源自在團體過程中自身與專業角色的交相推移，離開自身原有的狀態，由他人的經驗，重新觀看自身的角色，再次定位自身，學習成為一位稱職的團體帶領者。

討論

　　以團體對話的方式進行臨床帶領團體的督導，是由眾人的經驗，觸發多面向的學習。督導者通常易扮演專家的角色，提供知識技術，被督導者只能被動聆聽，不易出現自發性的有效學習。自由談的團體督導，帶領者需放下知識權威者的角色，誘發學習者的經驗。帶領者的不干預，使成員由被問與說出的身體感，意識到自己情緒與陳述間的距離，開始試著修正，再出發（蔣欣欣，2013）；帶領者的導引，使成員由向外觀看與向內探詢，進入持續地反思與實踐的歷程（Schön, 1983 & 1987），產生覺察與自明的實踐性智慧（陳榮華，2011；劉盈君、蔣欣欣，2014）。以下將由督導關係的平行運作，帶領者的無為而為，說明自由談團體與自發性學習的關係。

表11-1　團體的運作機制

團體功能	體驗	導引
團體內容	他人的經驗 身體的感知 自身的行動	陳述事例 跟隨話題 相互映照
帶領者的態度	無為	無不為

一、督導與團體的平行運作

　　督導團體的平行運作（parallel process）著重團體過程（process centered），督導團體中學員們與督導者的互動，平行再現著治療性團體中學員與個案（病人）的關係，反之亦然（Doehrman, 1976; McNeill & Worthen, 1989; Sumerel, 1994）。學員在督導團體中體驗到自然、放鬆與不去掌控，反映在其帶領的病人團體，使病人體驗到聆聽、尊重；帶領者由學員在督導團體的動作與表達（害怕沉默），了解其帶領病人團體的困擾。

　　督導團體提供的體驗與導引，使人際間相互激盪出的身體感知，引發內在經驗價值的省察，再轉化為行動力。團體中經驗的陳述，使其感覺被喚起，受到觸發而產生的話語，不是預先籌劃的，是在繼續述說中，彼此激盪，發現新意。帶領者不是答案的擁有者，而是透過鼓勵陳述事例、跟隨話題、相互映照，激發當下的言語，使模糊不清的內在感觸，經由述說，逐漸澄清而產生新意。

　　督導團體的平行運作，雖然有助於教學，但是缺乏經驗的督導者，可能因為尚未解決自己的角色衝突，而產生反效果的督導（reverse parallelism）（McNeill & Worthen, 1989）。如果督導者對自身角色的不自在、對學員們的沒耐性，也將可能反映在學員與其個案的相處

（Doehrman, 1976）。

二、帶領者的無為

　　團體促成的體驗或體知，是基於團體帶領者，不去干擾團體的進展，沒有太多作爲，而激發成員彼此的互動，找到屬於自己的答案或解決之道，促成順勢而爲的「萬物自化」、「我無爲而民自化」（余培林，2012）。

　　帶領者的無爲，是一種對團體的信任，營造一個夠好的團體母親（good-enough mother），承擔與護持著團體運作（歐美等，2013；Moss, 2008）。暖身活動，放鬆身體的緊張，自由談，放下心理的執著，利於進入團體的對話。自由談，是根植於纖細的感覺和微妙的心理活動，將注意力由認識的對象推移到自覺的自己，向內心深處挖掘，鍛鍊一種直覺認知，進而產生整體性的感悟力，是一種「聽之以氣」，學習不過分執著的悠然注意，不定焦的聆聽（unfocused listening）（陳鼓應，1999；蔣欣欣等，2014；Casement, 1991）。

　　團體帶領者的無爲而爲，是視團體的需要而行動，表面看似被動，其實具有主動性。保持「從人」而不「由己」的帶領態度，「從人則活，由己則滯。」這句太極拳經的話語，也彰顯出團體互動的道理，順著團體的脈動，話語能自然開顯；固執於自己的意圖，團體就停滯不前（蔣欣欣，2013）。帶領者這種被動的主動性，是源自其判別感（sense of salience）（Benner, 2010）、區辨能力（discriminating activity）（Foulkes, 1991）。帶領者看似無爲，其實是知己與知人，保持中定。知己，乃能順勢而爲，不失該有的立場。知人，「乃能不後不先」，不會自亂陣腳。保持著「內固精神，外示安逸」，內心清明，而形之於外的，則是行事若定。

結論

自由談的督導團體，不僅承擔與護持著護理人員照顧病人的困境，也提供自由談團體的體驗。經由病房中自己帶領的團體以及課程的督導團體之平行運作，學習者因體驗而覺察，由導引而自明，不僅懂得如何應用自由談於團體互動，也放下自己的掌控與焦慮感，提升自身的素養與照顧的品質。

帶領者不干擾團體的無為（表11-1），營造出一個體驗的情境。使團體能提供他人的經驗、身體的感覺、省察行動，學生因而能澄清自身的感知，敞開對情境的覺察。體驗之外，又在帶領者導引的有為，使其陳述事例，發覺自身的感受；由話題的流動，了解提問的意義；由相互映照，意識到自身行動與內在價值理念。

本研究與過往團體研究不同之處在於，除了注重人際互動，更指出，人際互動是基於個人的體知。此種團體的運作，能讓臨床護理工作人員，注意到自身的感受，進而有機會產生感受的轉換，不再自陷於原有的情緒或是觀點，能形成新的感覺與感知，產生連結個人與專業認同的實踐智慧，孕育新的行動。這種由體知而生的智慧，來自內在自我督導的自發性學習。

雖然自由談的團體，提供經驗性學習，但是需要教師面對放下主導權的不安全感，以及認識到唯有用心聆聽，跟隨團體的脈動，才能促發學習者的自發性與創造性。

誌謝

本研究在國科會的補助（NSC101-2511-S-010-002- MY2）之下完成運

作，過程中感謝許樹珍、楊秋月兩位教授輪流協助帶領團體，以及所有參與團體的護理人員。

參考文獻

余培林（2012）。*老子：生命的大智慧*。臺北：時報出版。

陳鼓應（1999）。*莊子今註今譯*。臺北：商務。

陳榮華（2011）。*高達美實踐智（phronesis）與道德生命的成長*。於國立政治大學哲學系主辦，2011年政治大學「生命與現象學反思」現象學研討會。臺北：國立政治大學。

劉盈君、蔣欣欣（2014）。臨終照護中的實踐智慧。*護理雜誌，61*(5)，33-42。doi:10.6224/ JN.61.5.33

歐美、劉盈君、黃靖淇、招雁翔、李作英、蔣欣欣（2013）。護理人員在護持與承擔中的轉化—以臨終照護反思團體為例。*護理雜誌，60*(3)，31-39。doi:10.6224/JN.60.3.31

蔡錚雲（2006）。現象學心理學的理論與應用（第二部分）：實徵與詮釋兩種應用模式系譜上的對照。*應用心理學，29*，53-70。

蔣欣欣（2013）。*團體心理治療*。臺北：五南。

蔣欣欣、廖珍娟、劉盈君（2014）。為人與成己之間—面對他者的照護倫理態度。*護理雜誌，61*(2)，44-53。

Benner, P., Sutphen, M., Leonard, V., & Day, L. (2010). *Educating nurses: A call for radical transformation.* Stanford, CA: Jossey-Bass.

Borders, L. D. (1991). A systematic approach to peer group supervision. *Journal of Counseling & Development, 69*(3), 248-252. doi: 10.1002/j.1556-6676.1991.tb01497.x

Buber, M. (1988). *The knowledge of man: Selected essays*. Amherst, NY: Humanity Books.

Casement, P. J. (1991). The internal superviosr. *Learning from the patient* (pp. 29-51). New York, NY: The Guilford Press.

Cohn, H. W. (1988). Phenomenological elements in grouptherapy: Papers from continental Europe. *Group Analysis, 21*(4), 283-287. doi: 10.1177/0533316488214001

Cohn, H. W. (1993). Martix and Intersubjectivity: Phenomenological aspects of group analysis. *Group Analysis, 26*(4), 481-486. doi: 10.1177/0533316493264008

Doehrman, M. J. (1976). Parallel processes in supervision and psychotherapy. *Bulletin of the Menninger Clinic, 40*(1), 1-104.

Foulkes, S. H. (1991). *Introduction to group-analytic psychotherapy*. London, England: Karnac Books.

Friedman, R. (2014). Group Analysis Today—Developments in intersubjectivity. *Group Analysis, 47*(3), 194-200.

Giorgi, A. (1997). The theory, practice, and evaluation of the phenomenological method as a qualitative research. *Journal of Phenomenological Psychology, 28*(2), 235-260. doi: 10.1163/156916297X00103

Holloway, E. L., & Johnston, R. (1985). Group supervision: Widely practiced but poorly understood. *Counselor Education and Supervision, 24*(4), 332-340. doi: 10.1002/j.1556-6978.1985.tb00494.x

Leszcz, M. & Muphy, L. (1994) Supervision of group psychotherapy In S. E. Greben & R. Ruskin (Eds.), *Clinical perspectives on psychotherapy supervision* (pp. 99-120). Washington, DC: American Psychiatric Press.

McNeill, B. W., & Worthen, V (1989). The parallel process in psychotherapy supervision. *Professional Psychology: Research and Practice, 20*(5), 329-333. doi: 10.1037/0735-7028.20.5.329

Moss, E. (2008). The holding/containment function in supervision groups for group therapists. *International Journal of Group Psychotherapy, 58*(2), 185-201. doi: 10.1521/ ijgp.2008.58.2.185

Potthoff, P. (2014). Foulkes and intersubjectivity: A pioneer in uncharted territories. *Group Analysis, 47*(3), 268-282. doi: 10.1177/05333164 14545596

Schön, D. A. (1983). *The reflective practitioner: How professionals think in action.* New York, NY: Basic Books.

Schön, D. A. (1987). *Educating the reflective practitioner.* San Francisco, CA: Jossey-Bass.

Sumerel, M. B. (1994, April). *Parallel process in supervision. ERIC digest* (EDO-CG-94-15). Greensboro, NC: University of North Carolina. (ERIC Clearinghouse on Counseling and Student Services No. ED372347)

Yalom, I. D. (1995). *The theory and practice of group psychotherapy.* New York, NY: Basic Books.

The Mechanism of Free-Floating Discussion in Group

Abstract

Although the free-floating discussion format is widely used in group therapy, the application of this format in the context of supervisory groups has yet to be clarified. The purpose of this study was to explore the mechanisms involved in facilitating and learning the free-floating discussion format in a supervisory group. A phenomenological approach was used to investigate the group content and personal feedback of a psychiatric-nurse supervisory group. The group held on 12 sessions. Each session was conducted once weekly and lasting 150 minutes. The findings identified the functions of free-floating discussions in the context of supervisory groups as: embodied interaction and initiation by handling. Embodied interaction included: reflection on the experience of the other, sense of body, and present action. Initiation by handling included: facilitating the self-narrative, following the lead of the group, and reflecting in accordance with the group.

The role of the facilitator is to parallel process rather than to lead in order to produce practical wisdom. Free-floating discussion and self-evidence from initiation by handling has the potential to promote spontaneity, creativity, and self-confidence in clinical practice and to promote deep learning.

Keywords: free-floating discussion, group analysis, deep learning, dialogue, supervision group.

第十二章　帶領者的教育訓練

摘　要

　　本文目的在探討兩階段式教育訓練團體對專業自我的影響，採用參與觀察的質性研究方法，以臺北某教學醫院的精神科護理人員教育訓練團體為對象，包括病人團體（50分鐘）以及護理人員團體（50分鐘）兩階段，自2000年10月至次年1月，每週一次，2位帶領者，8位成員，共進行十二次團體。以錄音記錄團體過程，再轉為文字，採用持續比較法分析團體互動內容。結果發現透過團體的鏡照，產生由體察、省察到包容的專業角色轉化。此兩階段式團體促進互為主體性的展現，利於同感能力的陶成。

關鍵詞：參與觀察、成長團體、自我、互為主體性、鏡照

絮語：

　　它不是教導我們，怎麼樣過日子；而是，怎麼樣學習情緒的管理，不是一些很具體的東西。但是，倒是在每一個人的分享當中，我可以以別人為鏡子，看看我……我們自己。（196頁）

前言

　　護理人員在照顧病人時，不僅面對病人擾動的情緒，也要面對自己內在被勾起的經驗，但是這些情緒或經驗常被忽略或壓抑，產生護病關係的分裂、對自我意義與感覺的否認（夏林清，1994），形成自我疏離，影響照顧行動的品質。此外，重視科學技術的護理養成教育，即使在強調心理衛生的精神科護理學，也偏重抗精神病藥物治療、電療、病人的生理功能或症狀等（Horsfall, 1997），容易忽略身心靈生病的意義遠超出疾病本身（蔣欣欣、盧孳豔，1996; Toombs, 1993）。

　　關懷的概念受到許多護理學者的重視（Keegan, 1994; Leininger, 1981; Reeder, 1994; Watson, 1989），基於關懷立場的人性化護理（humanistic nursing）（Paterson & Zderad, 1976），強調互為主體性的互動（intersubjective transaction），包括客觀的科學世界與主觀生活世界的反省與對話。Pieranunzi（1997）訪談精神科護理人員的生活經驗，指出護病關係中的連結（connectedness）是促進關懷的力量。此外，護理人員個人內在的省察（internal supervision）（Brandman, 1996; Casement, 1991），利於形成去中心化（decentering）的開放性態度。

　　護理人員常接觸到不同形式的團體，可以在其中擔任起「治療性工具」的角色，以去中心化的立場，引導病人透過敘事（narrative）產生療癒的效果（Mishara, 1995）。

　　本研究目的在透過教育訓練的團體，探討護理人員如何經由照護行動的對話，產生自我覺察與認識他者。

方法

以參與觀察的方式，進入病人與護理人員的兩階段團體的場域，此團體含2位帶領者及8位成員，每週一次，共進行12次；先帶領病人團體（50分鐘），之後由擔任觀察員的護理人員組成團體，每次的團體時間為50分鐘。團體帶領者為具有團體治療或輔導經驗的護理人員。

一、研究對象

本研究以某醫學中心參與團體治療教育訓練之精神科護理人員為對象。團體的成員，包括6位精神科急性病房之護理人員，1位精神科實習指導教師，及1位具精神科護理經驗之麻醉護士。

每次團體有6至8位成員出席，為27至39歲（平均31歲）之專科或大學畢業女性，每位成員參加團體的次數為7至9次。

二、資料蒐集

本研究資料來自護理人員團體，由觀察員記錄及現場錄音的方式蒐集團體過程資料。團體結束後，研究者撰寫田野日記。觀察或會談過程記錄，取得當事人同意錄音轉成文字紀錄，並以匿名方式，提供給團體成員。

三、資料分析

資料分析採繼續比較法（constant comparative method），首先閱讀團體互動內容，找出每次團體形成的主題；主題之間加以比較歸納，選取其中與專業自我有關的豐富敘述（thick description）（Denzin, 1989）。再次將專業自我的互動內容進行比較分析，歸納成鏡照分享與團體轉化兩類；繼續選取合適的案例，說明將各類項，再找出各類項之案例內容，形成研

究結果。爲增加分析結果的可靠度，此初步分析結果，再交給研究對象與專家閱讀，蒐集其意見做再次修定，至研究對象能了解接受與研究者本身滿意爲止（Glaser & Strauss, 1967）。

結果與分析

根據護理人員團體內容進行分析，發現團體的鏡照，促使專業角色的轉化。

一、團體的鏡照

（一）團體提供觀看自己的時機

團體對話，不是聽訓，而是貼近生活，一位護理人員指出，我們這個團體，它不是教導我們，怎麼樣去過日子；而是，怎麼樣去學習情緒的管理，不是一些很具體的東西。但是，倒是在每一個人的分享當中，我可以以別人爲鏡子，看看我……我們自己。

（二）團體提供對話的空間

團體讓人有機會與同儕訴說自己的苦，而不至於干擾家庭生活，另位護理人員提到，我不希望讓他們（親人）去感受到我在工作上的一些不愉快，跟擔心，……他們又不在這個事件發生的當中，所以不是很清楚，啊！可是不講，又會覺得憋著好難過。

團體，提供護理人員對話的時空，在安全且被理解的氛圍中，護理人員能夠「以人爲鏡」，沉澱並觀照自己。

表12-1　教育訓練團體

作用	內容
團體的鏡照	觀看自己
	對話的空間
角色的轉化	體察病人處境
	省察自己生活
	包容他人行為

二、專業角色的轉化

　　護理人員投身觀察病人團體，喚起對專業角色的省察，進而能夠包容病人異常的行為。

（一）體察病人處境

　　觀看病人們在治療性團體的互動，體察病人處境。護理人員談到一位反覆住院的躁鬱症男性病友A，於治療性團體出現尿失禁。

　　照顧A的護理人員說到，我是從A的身上，我看到一些滿好的部分，是……他可以先去同理別人，鼓勵別人，我覺得這部分他倒是做得滿不錯的。另一位來自其他單位的護理人員，則直接指出病人行為的不恰當，他會去傾聽別人……說出自己的看法……，但是，難道他都沒有感覺嗎？竟然是尿下來了才說，才要求去上廁所。怎麼會尿下來才知道，……不知道是否他膀胱的問題，或是他個性……。

　　此時，又有一位剛由內外科轉到精神科工作的護理人員，試著由自己的經歷，說出對病人出現尿失禁的想法，昨天聽到一個護士說，之前因為工作很忙，常憋尿，就得了UTI（尿路感染）。我在想說，其實我們正常人不是也是這樣子嗎？好像也常常去忍住，然後多給別人一點，我只是在

想，所以他到底是怎麼回事？

　　接著，一位資深的護理人員提到，可能是因爲他症狀的關係，因爲他忙著聽別人講，處理不同的狀況，然後他要給回答，太忙了，以致於像我們其他病人都會忘了吃飯、忘了喝水，那是不是他忘了去尿尿。聽了這位資深護理人員的意見之後，負責照顧A的護士提到，我贊同這個說法，A曾提到參加這個團體，不只是要幫忙自己，也要幫助其他人，還有他接下來一些跟其他成員互動的方式，感覺他眞的是都以幫忙爲導向。

　　在上述護理人員的團體對話過程中，護理人員由反觀自身得以深入理解病人行爲的意義，不再簡單的將病人尿失禁標定爲疾病症狀。這種理解，是先將自己投入一個困惑的情境，試圖由自身過去的經驗尋找答案，透過團體成員不同的角度，勾畫出病人的生活面向，得以理解病人。這樣的投身體察，引發反身與對話（蔣欣欣，2002），由互爲主體的關係，開展護病間的感通。

（二）省察自己的生活

　　理解病人經驗的過程中，護理人員也觀照自己的生活，提到，他（A）並不是眞的知道怎麼去處理這些狀況，只是他自以爲他可以去幫助別人……。這個說法引起另一位護理人員觀照自己（由人觀己），我覺得常常我們也是會自以爲是（笑）的給別人很多東西，然後會覺得自己是對的。這位護理人員除了由病人的行爲省察自己與他人的關係，也繼續觀照自己與自身的關係，像病人忘了去吃飯。其實我們也會，……我覺得我自己的層面是情緒或心情，會把它壓抑下來。……然後回家，也沒有去做很好的處理，也沒去想一想到底今天自己是怎麼回事？

　　這段對話也引發她想起前些日子的經驗，同事形容她「臉很臭」（笑），詢問她怎麼了，但是我也不知道我怎麼了？我只是覺得……只是

覺得很煩。最後她的省察是，其實這是我們生活上，不管是病人，或是我們自己的工作……我們要去做的是想想自己怎麼了。之後，**團體成員們省察個人的生活經驗，開始分享自己的情緒與處理。**

（三）包容他人的行為

當護理人員發現自身的有限性，就能包容他人的行為。一位護理人員注意到自己，有時雖然情緒調整好，但是還是無法處理所面對的事物。這個經驗使她明白人的有限性，進而能夠理解病人的經驗。她說，剛大家提到調整自己的部分，我自己覺得最困難的部分是，當你情緒處理得差不多，你還是要去面對那件事情的時候，你要改變一些自己的堅持的時候，就會很痛苦，那個是天人交戰（笑），……。所以，有時候想想自己要改也那麼困難，我自己都做不太到，怎麼去要求病人一定要做得到。

討論

護理人員與病人之間在互為主體的關係中，彼此相涉入、相磨合、相融合（曾昭旭，2005）（蔣欣欣、余玉眉，2001；Natterson & Friedman, 1995），護理人員認真地傾聽對方，由他人的話語，引發自身過去經驗的感知，產生對他人的感通。這個過程包括投身體察、反身省察、對話包容（圖12-1），使得護理人員跳脫自我保護的封閉狀態，由以己度人或由人觀己的省察中，由屬己的本真與心靈的自律，超越我自身。因此，病人不只是病人，病人也是促進護理人員成長的貴人。

精神科病房的護理人員，不分晝夜地存在於病人身邊，有緣成為病人生活角色的明師。護理人員身為治療性工具的前提是要先清楚自我的狀態（蔣欣欣、陳美碧、蔡欣玲，2003；Chiang et al., 2005），避免成為他人

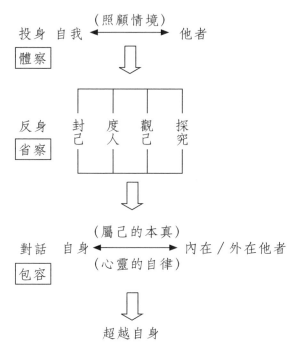

圖12-1　照顧關係的自我與他者

的負擔。團體對話中，可以發現病人的行為，觸動護理人員觀看自己的身體經驗，再由省察自己轉化為對病人的包容，治療者與病人之間形成的情緒狀態，影響同理心的產生（Bacal, 1998），蘊含著理解與被理解的情境式理解（circumstantial understanding）（Zaner, 1994）。在此情境中，能夠體察與省察，注意到人的有限性，對病人與自身產生更多的包容，提升護理人員的專業態度與生活品質。

　　兩階段團體又稱為魚缸式團體，以內外圈同心圓的形式提供不同角度的觀照，包括病人彼此之間、護理人員與病人之間、以及護理人員彼此之間。透過觀照，自然出現日常生活與專業活動相互牽連的情感。這種團體的鏡照（mirror reaction），具有療癒性，使人經由團體互動的過程，發現

從未被自己注意到的，或一直被潛抑部分的自我，或發現自己新的部分，促進自己的成長（蔣欣欣，1996；Foulkes, 1984）。

本研究的兩階段團體，包含治療性的病人團體及反思性的護理人員團體，護理人員在此兩個團體中分別擔任觀察者及參與者，在觀察者的角色，除了觀己度人之外，也觀摩帶領治療性團體的方式。在參與者的角度，擁有反身省察的對話空間，本研究重點在護理人員團體內容的現象分析，並未探究護理人員帶領團體的技巧。兩階段式的團體，使護理人員更能體察團體動力與促成自我轉化，助於發展帶領治療性團體的能力。

誌謝

本研究在榮清陽研究計畫（VTY89-P5-48）經費支持下得以完成，感謝參與此研究的護理人員分享這段經驗，以及學進協助觀察團體。

參考文獻

夏林清（1994）。*大團體動力*。臺北：張老師文化。

曾昭旭（2005）。*我的美感體驗：道德美學引論*。臺北：商務。

蔣欣欣（1996）。自我與團體：團體治療在護理領域應用之自我案例分析。*中華團體心理治療*，*2*(2)，3-11。

蔣欣欣（2002）。由護理實踐建構倫理進路。*護理雜誌*，*49*(4)，20-24。

蔣欣欣、余玉眉（2001）。護病間的互為主體性。*國立政治大學哲學學報*，*7*，307-322。

蔣欣欣、盧孳艷（1996）。健康疾病的文化觀與現象分析。*護理雜誌*，*43*(4)，42-48。

Bacal, H. A. (1998). Optimal Responsiveness and the Specificity of Selfobject Experience. In Bacal, H. A. (Eds.), *Optimal responsiveness: How Therapists Heal Their Patients* (pp.141-170). Northvale, NJ: London.

Brandman, W. (1996). Intersubjectivity, social microcosm, and the here-and-now in a support group for nurses. *Archives of Psychiatric Nursing, 10*(6), 374-378.

Casement, P. J. (1991). The internal supervisor. In *Learning from the patient* (pp. 29-51). NY: Guilford.

Chiang, H. H., Lu, Z. Y., & Wear, S. E. (2005). To have or to be: ways of caregiving identified during recovery from the earthquake disaster in Taiwan. *Journal of Medical Ethics, 31*(3), 154-158.

Chiang, H. H., Tseng, W. C., & Lu, Z. Y. (1997). The mirror phenomena in clinical group supervision for psychiatric nurses. *Proceedings of the National Science Council Part C: Humanities and Social Sciences, 7*(3), 363-370.

Denzin, N. K. (1989). *Interpretive interactionism.* London, UK: Sage.

Foulkes, S. H. (1984). *Therapeutic group analysis.* London, UK: Maresfield Reprints.

Glaser, B. G., & Strauss, A. L. (1967). T*he discovery of grounded theory: Strategies for Qualitative research.* Chicago, IL: Aldine Publishing Company.

Horsfall J. (1997). Psychiatric nursing: epistemological contradictions. *Advances in nursing science, 20*(1), 56-65. doi: 10.1097/00012272-199709000-00008

Keegan, L. (1994). *The nurse as healer.* NY: Delmar.

Leininger, M. M. (1981). *Caring: An essential human need.* Detroit, MI: Wayne

State University.

Mishara, A. L. (1995). Narrative and psychotherapy. The Phenomenology of Healing. *American Journal of psychotherapy, 49*(2), 180-195.

Natterson, J. M., & Friedman, R. J. (1995). *A primer of clinical intersubjectivity.* London: Jason Aronson Inc.

Paterson, J. G., & Zderad, L. T. (1976). Humanistic nursing: A lived dialogue. In: J. G. Paterson, & L. T. Zderad (Eds.), *Humanistic nursing* (pp.23-40). New York, NY: John Wiley and Sons.

Pieranunzi, V. R. (1997). The lived experience of power and powerlessness in psychiatric nursing: a Heideggerian hermeneutical analysis. *Archives of Psychiatric Nursing, 11*(3), 155-62. doi: 10.1016/s0883-9417(97)80039-8.

Reeder, F. (1994). Ritual of healing: Ever ancient, ever new. In D. A. Gaut, & A. Boykin (Eds.), *Caring as Healing: Renewal through hope.* NY: National League for Nursing Press.

Toombs, S. K. (1993). *The meaning of illness.* London, UK: Kluwer Academic.

Watson, J. (1989). Transformative thinking and a caring curriculum. In E. O. Bevis, J. Watson (Eds.), *Toward a caring curriculum* (pp. 51-60). New York, NY: National League for Nursing.

Zaner, R. M. (1994). Phenomenology and clinic event. In Daniel, M., & Embree, L. E. (Eds.), *Phenomenology of the Cultural Disciplines* (pp.39-66). London, UK: Kluwer Academic.

Training Group for Psychiatric Nurses

This study was to explore how the psychiatric nursing staffs transformed then professional self in the two-stage training group. The authors, as facilitators of the group, used participant observation to conduct the study. The process of training group included inpatient group and the following group for nurses. The group had 12 sessions. Each group for nurses held on 50 minutes weekly. The groups processes were tape recorded and transcribed verbatim. The data were analyzed by constant comparative analysis. The mirroring and sharing in the group interaction promoting the nurses transformed their experience through embodiment, reflection and embracement. The intersubjectivity in the two-stage training group could promote empathic abilities of nurses.

Keywords: participant observation, training group, self, intersubjectivity, mirroring reaction.

第十三章　參與者的全人體驗

摘　要

　　本文目的是探究融合全人教育與治療性社區概念的全人體驗活動。活動的流程，是策劃者事前規劃；活動的內容，則是成員共同決定。活動進行中，成員可以嘗試不同的角色，無所謂成功或失敗，使每個行動都在擴展個人的生命經驗。通常，團體心理治療較偏向腦、心的運作，團體帶領者處於中立的位置；全人體驗活動是回到生活，強調手、腦、心並用，團體帶領者以及成員共同參與，並透過生活實踐與體驗大自然的身體經驗，喚起身體的覺察，觀照自身當下的處境，生成自我指引並落實深層自我的調整。

關鍵詞：全人體驗、對話教育、治療性社區

絮語：

　　這次活動，大家動手親自共同準備午餐，想到以前也常手作一些東西，媽媽生病之後，心被綁住，就很少動手。最近又想動，心感覺又活起來了。（215頁）

一、全人體驗與治療性社區

　　全人體驗的活動是融合全人教育與治療性社區（Therapeutic Community, TC）的概念，全人教育的理念與治療性社區相近，全人教育是於20世紀興起於歐美教育界的一種思維和理念。認為教育應以全人的世界觀（holistic worldview），全人教育是尊重人類的表達可以有多樣性的風格和能力（Collister, 2001），重點在人，意義在人而不是在知識，因此全人教育要培養整全的人，不僅有全備的通識（包括知識、見識和器識）和生活的技能，更重要的是能培養社會的責任和宇宙的眼光。從儒家的觀點來看全人教育，包括三個相互關聯的層面，即身心如一（生而為人，身體和心靈是緊密貫通的）、天人合一（人的存在不是孤立的，必定和自然，宇宙是緊緊連結）、成己成物不二（自我實現與他人、自然等外在福祉應平衡）（潘正德、魏主榮，2006）。全人的世界觀認為每個人都可藉由社會群體，與自然宇宙，以及同情、和平之類的精神價值相連，來尋找或體會生命的認同與意義。全人教育不是通過把世界或自然的道理化約為結構式的課程內容來學習，而是身體直接與環境的互動與交往，用心和手勞動來學習（吳立保、謝安邦，2000；Collister, 2001）。例如英國舒馬赫學院（Schumacher College）以學術、藝術、環境等全人教育聞名世界，其院長Satish Kumar（2014）指出，教育不是填鴨（put in），而是引出（bring out）。例如以自然為師，是向自然學習（learning from nature），而不僅是學習有關自然的知識（learning about nature）。該學院的學生，在學習過程中必須輪流做早餐、種植植物，與大自然共處等日常活動。該學院的教育理念認為學習是手、腦、心（hand, head, heart）並用的，也就是需要身體的投入，不是僅在知識性的被灌輸。如同全人教育的內涵是接觸大自然對人類來說是非常重要的事，人常在接觸自然中可以找到安慰療

癒的方法，這也是綠色照護（green care）的概念。簡單地說，綠色照護是提倡人透過身體在自然環境中的勞動，如農耕來獲得身心的治療。全人教育關注的不僅僅是學會如何生活或適應文化，也要學習生活中深層的挑戰以及為適應這種挑戰做好準備（吳立保、謝安邦，2000）。其概念呈現於英國社區心理健康的治療性社區。

　　治療性社區的理念，起源於比昂（Bion）及福克斯（S. H. Foulkes）在Northfield Hospital所作的兩個實驗。當初設立治療性社區的目的是要治療戰爭中有創傷後壓力症候群的士兵，但目標不僅是要改善症狀，更希望士兵在治療後可以重回戰場，強調繼續維持士兵的功能。治療性社區的運作是以民主開放的精神，希望能幫助成員完成訓練順利回歸社會。希望每個人都可以有獨立生活的能力，都能為自己負責，所以在治療社區中的工作，皆由成員來分擔。每個人也都要有能力，或在社區中訓練自己有能力擔任各種不同的角色，訓練自己可以成為完整的人。治療性社區的概念可以運用在各種不同的族群，其運作的特色會因成員、工作人員或環境不同而營造出不同的社區氛圍。Rapoport（1960）認為社區如同醫療者（Community as Doctor），社區中將所有的成員視為一個整體，其治療的力量主要是靠成員所形成的力量來達到治療效果。Rapoport以民族誌的研究方法在Henderson醫院進行研究，指出治療性社區的四個原則，包括（一）民主（democratization）：社區中運作的過程是由社區自己決定，社區中每個人具有相同的位階，可以共享決策。成員必須在利他的原則下進行自我管理。（二）社區性（communalism）：社區可以建立信任和開放的關係，社區中的每個人分享工作也互相緊密的依賴。（三）容許性（permissiveness）：指社區中可以有不同的做法，也可以包容成員的不良行為。（四）現實挑戰（reality confrontation）：社區中的運作是可以被檢視的，每個人的行為要接受大家的挑戰，每個人也可以理解社區將不

容忍超過社區規範的行為（呂元惟、鍾明勳，2012；Haigh, 2002; Haigh & Ticker, 2004）。

二、活動緣起

本文之全人體驗活動是在每週一次連續12次的團體分析課程結束後而辦理的活動，基於想要了解每週一次的經驗性團體，能否引動健康又創意的活出自己？這些屬己的功課，如何告一段落，又如何再度啟航？因此在鍾明勳醫師與蔣欣欣教授的策劃之下，展開全人體驗的活動，宣告結束經驗性團體（心靈驛站），返回到真實的生活世界。心靈驛站，較偏向腦、心的運作，全人體驗是回到生活，是手、腦、心並用。在心靈驛站的團體，啟發生活中的創意，但是未必落實。全人體驗則實際在現場，重視身體經驗，體驗大自然帶給身體的經驗，透過身體的覺察，落實深層自身的調整。

三、內容與流程

此全人體驗是一天的活動，包括初始會議、中餐活動、結束會議，及主題活動（表13-1）。除兩個主題活動，由活動策劃人（J. H）主持之外，其他活動均由團體決定主持人，主要是初始會議、結束會議的主持人。此活動也是延續剛結束的心靈驛站團體。雖然全人體驗的成員來自之前的團體成員，但此活動仍提供全人體驗書面說明（附件一），採自由報名，報名者需全程參與。參加的成員共10位（含兩位策劃者），一位男性，九位女性，分別是臨床精神科護理人員、醫師、內科病房副護理長、護理教師、護理博碩班學生及一位非醫療專業的成員。

表13-1　全人體驗活動時間表

時間	主題	主席
10：00-11：00	初始會議（決定主題活動）	成員推選
11：00-11：15	自由互動時間	
11：15-12：45	主題活動一（繪畫）	策劃人
12：45-14：00	午餐＆自由互動時間	
14：00-15：30	主題活動二（健行）	策劃人
15：30-16：00	結束會議	成員推選

（一）環境介紹

　　進行團體的活動地點在一樓平面教室，旁邊有個庭院，安靜不受干擾。但因蚊子多，無法開門窗，只能使用冷氣。冷氣卻運轉三分鐘就自動關閉，需反覆重新啟動。

（二）初始會議

　　初始會議是第一場活動，內容包括選會議主席、自我介紹、生活分享、決定當天活動主題。開始時，成員們自行坐入圍成一圈的座椅。會議的主席，不是事先安排，而是當場推選。當主席宣讀初始會議說明（附件二），依撰寫好的流程，請成員自我介紹，就有成員提問，「要介紹什麼？大家不是都認識嗎？」

　　接著，成員開始自由分享一週的近況及心情，J提到早上在趕往臺北參加活動的高鐵上，遇到前面座位不斷說話的老先生，有股想踢他椅子的衝動。I分享最近和一位40多歲的好朋友吵架、冷戰中，接著E回應說可以好好享受冷戰的感覺。B分享最近照顧一名肝癌病患，只剩下半年的生命，下班回家躺在沙發上想像自己是病人，看著天花板可以做什麼？可以

幫病人做什麼？室友卻回應她什麼也不能做。F是這個時段的主持人，分享今天是先到病房處理一些事再趕過來參加活動。

之後，討論一整天活動的內容與工作分配，除決定兩個主題活動內容、中餐準備方式之外，也決定結束會議的主持人。一整天的活動，由成員共同分擔一些工作，決定每場活動由兩位成員負責記錄。最後，成員一致通過成員C擔任會議結束時的主持人，雖然C害怕無法勝任而企圖推辭，但成員鼓勵她試試。

團體討論兩個主題活動的內容，由繪畫、雕塑、健行爬山、團體心得分享五個選項，投票決定兩項。大家對繪畫和雕塑很好奇，成員E說，從小學畢業後就沒有再畫畫過，所以選擇畫畫。另有成員問，要如何雕塑？有材料嗎？雕塑什麼呢？完全的未知，此時活動策劃人稍做說明活動，最後由成員投票決定，上午爲繪畫分享，下午爲健行。此時有成員提出，如果下午健行爬山，一定很多蚊子，要去買精油防蚊。策劃人說明健行是與大自然及自身相遇的機會，希望成員行進時，不要彼此交談，到山上的涼亭後就可以分享。就決定在涼亭進行雕塑活動，這樣大家就都體驗到票數相近的雕塑與健行。

（三）主題活動一：繪畫分享

策劃人準備紙張和畫筆，成員在15分鐘內各自依繪畫主題，完成一幅圖畫。主題爲12次經驗性團體結束後的感受。之後自行將畫作張貼於教室前方的白板，開始團體分享。首先，由成員們決定分享畫作的順序。至於畫作的分享，是先由觀者分享看畫的感想，包括三個層面，分別是看見什麼？感覺到什麼？想做什麼改變？最後再由畫者說出自己的觀點。

首先是H的作品，由多種顏色的線條交織成圓圈，有個大的線團，旁邊散落兩三個小線團。C開始分享中間有個主體，外面好多圈圈都和中間

有關，有些離中央很遠，但清楚不亂；H問其感覺爲何？C談及人在中間很亂的時候需要一點時間，中間的圈，可能表達著需要一點思維方向。E提到她從畫中看到辛苦，卻亂中有序，但希望像旁邊的圈圈一樣清楚；F提到中心的黑點像漩渦，想往內跳，外面三個線圈好像會到底層漩渦裡。

談到想做什麼改變嗎？E想把那三圈放遠一點，不要攪在一起。A分享看此畫的感覺是很開心的，因很多顏色，感覺很熱鬧活潑，那外圍的三個圈則是想進去，但還沒進去，大家都繞著中心目標。

相同的一張圖，成員們提出不同的投射與想像，最後由H分享畫畫時使用代表彩虹的七個顏色，因團體這段時間經歷很多變化，確實像是大家提到的亂中有序、像漩渦、熱鬧，但在聽過成員們的分享，讓她思考到外圍三個漩渦小線團，是成員在經歷這12次團體後，開始發展出自己的特質。

接著是B的作品，是唯一簽上名字的畫作，畫的是一個像綠寶石的圖案，外圍是一圈黑色，最中間有紅黑交錯。G覺得像祖母綠，E則認爲雖畫作以黑色爲主軸，但感覺它很想要有其他顏色。F覺得像鏡子，但看不到鏡面。J認爲有從裡面慢慢亮出來的感覺，旁邊的線條很清爽。D認爲雖然是以黑色爲主，但是很亮。C提到綠色的刻意分開，呈現一種距離但又不一樣，好似講表面卻達不到心裡，沒到黑色中心。

關於想做什麼改變嗎？E想讓中間黑色少一點，希望黑色能打出一條路，但A認爲有黑色才能顯出它的亮，但旁邊的線有點突兀，要去蕪存菁使寶石更漂亮。最後，B本人分享：「我畫的團體感覺，原本想要很多顏色，但團體中很多人，談到開心或不開心的事，好像跟我有關或沒關，簽上我的名字是想知道我是誰。」

接著分享I的作品，畫的是一棟樓房，每層樓兩間，顏色鮮明，房子前面有河流，下著雨。E指出這張畫像她的心情，很多顏色，雨滴是綠色

的。G覺得這張畫中窗子打開的形狀大小不一樣，像表達自己心中感受不一樣，但又很像受災戶，下面的河流洶湧。D認為區塊分明，區隔得很清楚。

關於想做什麼變化時，A提到有兩個房間沒有窗戶，想幫它打開窗戶，而且沒有門。D補充道，而且雨打不進去。E則認為顏色之間沒有重疊交集，好像黑白兩道沒有灰色地帶。最後，I是觀察員，提到，像住在同一棟房子裡，有著各自的保護色；每個人心裡都有很多事，但似乎沒有出口。H問，像你個人最近的心情嗎？I答，我有事也比較會悶在心裡。H回應，沒有出口？I回應，時間會淡化一切。

繪畫分享的團體中，大家除了談對的畫感受外，接著又討論想對畫作做什麼改變。感受容易分享，但談及想做什改變時，團體陷入沉默之後才出現不同的想法。對於一幅畫的感知、感覺與行動的分享，使成員再次觀照自身當下的處境，找尋自己的出路。

（四）午餐活動

午餐時間是動手做的時段，大家起身活動，準備餐具，拿出自製餐點。整桌的餐點，從主食到水果，豐富而多樣。過程中，C因忙於處理第一次製作饅頭的失敗，而無法全心投入午餐的討論或坐下來吃飯，像是一種「因忙碌而無法活在當下」的生活狀態。成員A問：「為什麼叫全人體驗？」其中一位策劃人J回答：「就是體驗不靠別人，自己也能生活的方式。」接著A又問，如果今天成員大多是男性，今天的午餐會是怎麼樣的情況？J是現場唯一的男性，回答道，會全都用買來的菜。引起成員的笑聲。午餐時，成員可以自在地走動、交談，分享著菜色的製作方法，每個成員在介紹自己提供的菜時，像似分享一件作品，描述著從手作到成品的步驟和道理，是來自親手製作中的體會。其中一道菜來自中途離開的成

員，大家都還記得這位成員，聽到他也託其他成員帶來一道菜，好像與團體存有某種微細的連結。

（五）主題活動二：公園健行、團體雕塑

午餐後的健行活動，是由教室步行至學校旁邊的公園。行走時，成員之間不能交談，需要經驗自己與自己身體的關係，體會自己身體與自然界接觸的感受；為了避開紛擾往來的汽機車，就走進巷弄，得以觀賞古老與現代建築交錯的房舍，牆頭的綠色枝葉，三兩隻穿梭其間的蝴蝶，陪伴著這個安靜前行的隊伍。繞過一個彎，進入公園，有人脫下腳上的鞋子，踩踏著承載我們的土地，蓊鬱的山區小徑裡，土地的溫度比腳底的溫度涼爽許多，不同於平日穿著鞋走路，腳掌觸摸土地的感覺更踏實一些。

途中的涼亭，是團體短暫停留的地點，涼亭遮住午後的豔陽，卻攔不住飢餓的蚊蟲。在涼亭進行雕塑活動時，也和蚊子進行一場自我保衛戰。當成員詢問什麼是團體雕塑，策劃人就以實作取代言語，以背包作為「心靈驛站」的象徵物，放在涼亭地面的中央，成員圍繞在周圍，以身體的姿態，表達自己與心靈驛站團體（背包）的關係。活動結束前時，停留在一個身體姿態，接著分享這個姿勢的意涵。一位站在後方的成員，雙手上揚，表示是想靠近團體，也保持一點距離，代表尊重團體。另一位成員站著向前傾，手指置於右腦上，提到，身為觀察員，在團體之外，卻又感覺很近，是想弄清楚團體是什麼。另一位蹲著的成員，表示要跟團體同在，而不是從上俯視團體。也有成員身體前傾（跑步狀），想要衝進去，但不可以，總要時時拉住自己。還有成員分享自己與團體有點距離，像是早上繪畫中，其中一幅沒有窗子的房間。

接著分享如果你可以選擇跟團體的關係，你會選哪個成員的姿勢，位置或改變成什麼樣的姿勢。有成員覺得還是選擇現在的位置，有人想要更

靠近團體一些。有人覺得蹲著好辛苦，認為參加團體不用那麼辛苦。有成員想要介於蹲著和站著之間。活動結束後離開涼亭，走回教室。

三、結束會議

　　從戶外回到教室，滿身的熱氣和汗水，期待教室的空調，但實際上冷氣依然無法正常運轉，成員雖企圖每三分鐘起身去重新操作冷氣開關，最終卻仍得接受沒有空調的處境。因此不舒適的身體（熱、汗水、蚊蟲咬的癢），必須和沒有空調的環境共處，顯現出人與環境的協調與相容的適應。如果一直忙碌於應付外在環境的干擾，很難進入自己內在經驗的省察。

　　結束會議，由上午推選的主席C宣讀準備好的會議流程（附件三），會議中，成員提出活動的回饋與討論。這場的團體紀錄，E主動接手，先表示原本擔任前一場健行戶外活動的紀錄，但沒記錄到什麼而不好意思，她提到，最怕記錄，也最不會記錄的我，最後還是要學習記錄。

　　這場短暫討論，內容涉及戶外活動的觀察，即將面對的生活，以及團體互動中的覺察。開始時，H提到，C健行時總走在最後面，看來心事重重，但C待人總是溫暖、樂觀；H想到，每位成員能來今天的活動真不容易，特別是即將結婚的成員D也來加這活動。又提到，以前心靈驛站的團體，提到想去庭院走走，但是今天實際外出，卻飽受蚊子攻擊；另一方面，由健行時觀察到的果樹（龍眼、荔枝、蓮霧）述說著自製的蝴蝶生態攝影海報（貼在教室的牆面上），分享經由生態觀察的體驗，發現世界跟自己原先的想像不太一樣。

　　成員表示聽到D要結婚很高興，D回應趁還沒後悔之前。接著B提到每次在團體中聊到單身都問我（單身），都沒問妳（指著D）。D說對

啊！怎麼不問我？H想問D對結婚的看法，D回應就想嘗試看看不同的生活方式，人生就幾十年。

F提醒團體，因為時間不多，要謝謝大家，在團體中讓她學習很多。B說要離開團體，回到真實生活不容易，很辛苦。H問回到真實有不一樣嗎？B跟我早上的畫一樣吧。亂七八糟！想拿剪刀剪一半！D也呼應我想把我的畫作撕成碎片！H分享這次活動，大家動手親自共同準備午餐，想到以前也常手作一些東西，媽媽生病之後，心被綁住，就很少動手。最近又想動，心感覺又活起來了。A最後提到，團體看似沒有直接影響生活，卻像是酵母，一點點慢慢地發酵，並學會用不同的角度看事情。團體進行中，主持人的C想要分享，所以主持的棒子就交給其他成員，B曾試圖想擔任主持人，但因她分享的較多，會議流程的擔子就傳到G手上。

團體結束前，主持的棒子又回到C手中，面對團體成員不想結束的情境，C很為難的說雖然表定時間已到，但感覺很多人還有話沒有說，我怎麼可以結束。眼光企圖尋求J的同意（J為策劃人之一），J說，我不想成為你不想結束團體的共謀。看著C的為難，A說你不結束，團體就無法結束。但C還是邀請了團體中比較沒講話的兩位成員以一句話分享，G說一路上有你真好。最後C才結束團體，大家一起整理場地與善後。

四、結語

本文以全人教育或治療性社區的理念，呈現專業人員在繼續教育的相遇（encounter）與對話（dialogue）。哲學與教育學家Martin Buber（1988）認為只有對話才能製造相遇，相遇不僅是個體的相遇，也是社會群體的相遇。自我在處理許多問題時，常無法靠獨自思考獲得答案。團體，是社會互動的縮影，提供自我與他者相遇及對話的時空。從他人身上

發現自己從未被注意到部分或過去一直被潛抑的自己，產生多樣性、多元性與多層面的對話（蔣欣欣，2013）。自我因與他者相遇，產生覺察與意願的（willing）內在活動，使得所面對的他者不僅僅是外在的他人，也正是自我（the other that I am）（Cooper et al., 2013）。人與人的相遇，就有機會引動本心，觸發關懷，引發「遇而療之（healing encounter）」的療傷止痛過程（余安邦，2013）。

照護工作中不僅需要團隊合作，更需要對話的機會，於是Haigh（2000）提出工作人員敏感度訓練團體（Staff Sensitivity Groups, SSGs），其目的不是一個治療性團體，而是提供團隊成員對話的時空，針對與工作或任務議題的開放性對話，他認為SSGs可以促進成員間彼此的關係與理解，理解團隊中其他成員的角色與責任，提升工作士氣與熱誠，增進團隊的向心力與合作。Toombs（1998）認為以開放而貼心的對話，談照護倫理議題，會使自我將注意力，由世間糾葛難解的直接行動，轉向內在最深的情感，體會自我生存的終極意義。

全人體驗活動，與經驗性團體不同，前者是所有人的全身心參與，後者僅是思緒意念的交流，缺少身體的行動。經驗性團體，成員分為帶領者、成員、觀察員。全人體驗活動，成員沒有位階的區分，雖然策劃者需要付出較多的設計思考，但是活動進行時，是與成員共同決定與承擔活動的進行，午餐活動中，每個人都要提供並準備共享的食物。同時，在繪畫、準備午餐、健行、團體雕塑的活動，都參與嘗試不同的角色，無所謂成功或失敗，每個行動都在擴展個人的生命經驗。活動中，無法驅除的蚊子、悶熱的教室、不成功的饅頭製品等，都在提醒我們，自己不是萬能的，無法掌控所有的事物，存在是需要與環境共融，學習順應、簡單、謙遜，更要學習面對自己內在的煩亂。此外，不熟悉會議紀錄的人，可以有練習的機會，而對結束團體有困難的人，可以擔任主席去結束團體，呈現

治療性社區的全人體驗活動中，帶來的鍛鍊與實踐。

全人體驗活動是全身心參與的體驗性團體活動，成員回顧學習經驗，加以省察，落實於生活。此融合團體經驗與實際生活的團體活動，是值得推廣的。

致謝

感謝所有的團體參與者，國科會科教處經費補助（NSC 101-2511-S-010-002-MY2），以及助理怡帆、麗秋的協助。

參考文獻

吳立保，謝安邦（2008）。全人教育理念下的大學教育改革。*現代大學教育，1*，69-74。doi: 10.6141/TW- SRDA-E87036-169-74doi:10.1097/00006982-199901000-00012

呂元惟，鍾明勳（2012）。團體分析理論的實務運用—英國人格違常者的治療性社區。*中華團體心理治療，18*(3)，9-18。doi: 10.6200/TCMJ.2005.2.9.09

余安邦（2013）。人文臨床與護理照顧的遭逢：一種偶然性的越界與逃逸。*護理導航，14*(4)，11-23。doi: 10.6276/NTUPR.2006.10.(32).04

潘正德，魏主榮（2006）。全人教育的意涵與研究變項分析。人文與社會，*1*(9)，163-193。

蔣欣欣（2013）。*團體心理治療*。臺北：五南。

Buber, M. (1988). *The knowledge of man: selected essays*. New York: Humanity Books. doi: 10.1056/NEJM198811173192020

Collister, R. (2001, September). Revitalisingmarginalised communities by increasing social capital through holistic education and the lifelong learning strategies of Indigenous peoples. *Symposium conducted at the meeting of 10th National*. Biennial Conference, Canberra, Australian Capital Territory. doi: 10.1111/j.1442- 2026.1991.tb00740.x

Cooper, M., Chalk, A., Cornish, F., & Gillespie, A. (2013). Dialogue: Bridging personal, personal, community, and social transformation. *Journal of Humanistic Psychology, 53*(1), 70-93. doi: 10.1177/0022167812447298

Haigh, R. (2000). Support system.2. staff sensitivity groups. *Advances in Psychiatric Treatment, 6*, 312-319. doi: 10.1192/apt.6.4.312

Haigh, R. (2002). Therapeutic community research: past, present and future. *Psychiatric Bulletin, 26*, 65-68. doi: 10.1192/pb.26.2.65

Haigh, R. & Tucker, S. (2004). Democratic development of standards: the community of communities-a quality network of therapeutic communities. *Psychiatric Quarterly, 75*, (3), 263-277. doi: 10.1023/ B:PSAQ.0000031796.66260.b7

Kumar, S. (2014)。2014年6月。Satish Kumar談全人教育。取自http://satish-taiwan.blogspot.tw/2014/05/sat- ish-kumarholistic-education.html, doi: 10.1007/s12646-014-0238-x

Rapoport, R. N., Rapoport, R., & Rosow, I. (1960). *Community as Doctor: New Perspectives on a Therapeutic Community*. Tavistock Publications.

Toombs, S. K. (1998). Articulation the hard choice: a practical role for philosophy in the clinical context. A commentary on Richard Zanner's trouble voices: stories of ethics and illness. *Human Studies, 21*, 49-55. doi: 10.1023/A:1005349406155

附件一、全人體驗活動簡介

　　全人體驗活動是一個以團體整體為原則的體驗性活動，此活動是基於分工合作及共同承擔的理念，希望所有參與者盡可能的共同分擔。它的目的是使成員承擔責任和面對自己的生活。所有活動都鼓勵賦權、個人的有效性和集體責任。

　　此活動是一種自我探索的旅程，透過日常的生活互動，了解過去痛苦的經驗下，去發現此經驗可能與當前的生活模式和人際關係有關。這是一個機會，讓每個人透過不同的角度，去檢視個人的問題，鼓勵成員尋找和探索新的方式來解決這些問題。成員需要有洞察他們與現實脫節問題的能力，並在被激勵下，改變自己和自己的生活。通常此類型的活動為長期的活動，但本次活動將以單日體驗為主，僅以過去12次的團體經驗為基礎，透過討論團體的內容與互動中，體會全人的經驗。

　　詳細流程，請見下列全人體驗活動時間表。

全人體驗活動時間表

時間	主題	主席
10：00 ～ 11：00	初始會議	自選
11：00 ～ 11：15	自由互動時間	促進者
11：15 ～ 12：45	主題活動一	
12：45 ～ 14：00	午餐 & 自由互動時間	促進者
14：00 ～ 15：30	主題活動二	
15：30 ～ 16：00	結束會議	自選

當日請成員自備個人餐具及水杯。

一、參加規則

此活動為一日的體驗活動，學習面對當下的生活態度，所有參與的人員須全程參與，於活動時間內不得使用手機等通訊器材及擅自離開活動範圍（活動室、廁所及花園），中午用餐食物由所有人共同負責，每人於早上報到時各帶一道菜分享。環境清潔及所有事物亦由全體成員共同負擔。如有特殊或突發狀況，請於會議中提出討論，由所有成員共同決定。所有活動將準時開始，準時結束。

二、開始會議

此會議遵循一定的主題進行。由一位成員擔任主席，主持會議，主持人依照既定的會議內容主持會議，但亦可依實際需求彈性調整，另一位成員擔任會議內容的紀錄。開始會議將會確定是否有人缺席，是否有任何公告事項，報告個人近況及進行當日活動的安排。

三、主題活動

此活動乃是透過一個結構化的方式進行。此活動有各種不同的進行方式，可能是問題導向性、探索性和創造性。有一些活動的目的是在幫助成員困難情境時，提供實際的幫助，例如建議替代的應對策略或健康的行為模式。一些活動可能會有更多的探索，及覺察感受、經驗和關係。

在本次活動中，將提供四個主題（繪畫、團體雕塑、分享團體心得、軍艦岩漫步），將由成員決定主題的選取（四選二），而主題的內容將協助成員回顧過去12次團體的經驗。

四、結束會議

結束會議與開始會議具有類似的格式。會議由一位成員擔任主席，及另一位成員擔任紀錄。藉此機會討論當日的活動，以提高對他人或自己的

關心。透過此會議促進成員之間的連接，幫助成員在社區聚會結束前表達
對他人的關心。

五、在活動中的角色

　　我們每次團體進行中，有幾個不同的角色，由成員自行選擇想要擔任
的角色，最好盡可能擔任不同的角色，由此角色行動中發現自己的能力。

（一）角色如下：

　　主席：負責協調會議的進行。在固定的議程下，主席的責任是確保進
行所有議程上的項目，並在預定的時間內完成。

　　紀錄：負責任何活動相關的重要紀錄。

（二）缺勤和遲到

　　生病或緊急事件是無可避免的，在緊急情況下，如果你不能參加，請
留下您的訊息於XXX（聯絡人電話）。

（三）保密

　　所有成員都充分了解，在社區內說的和做的，一切都是匿名的。

附件二、初始會議說明文稿

開始會議：10：00 準時開始

　　主席：大家好！這是開始會議，會議時間直到11時結束。為尊重團體請將手機關閉或轉為震動模式。相信大家都已經看過參加本次活動的說明，對此活動的運作已有一些的概念，不過我們仍要再度強調在活動中你所看到的及所聽到的任何事務都是保密的。今天是我們的第一次活動組成，因為部分人並非彼此認識，所以我們請所有的人先自我介紹。

（大家開始自我介紹）

・請問今天是否有人缺席或是事先請假的？公告時間，請問是否有任何人，有事情要對團體公告的，例如臨時要請假或早退等等事務。接下來進行個人每週近況報告，請每的人分享最近一週所發生的事及心情。

（大家開始分享自己）

（10：40主席可彈性規劃時間）

・工作分配，針對今天的工作分配不知是否有需要討論的部分？討論及回饋時間，針對今天的活動不知是否有需要討論的事情

・是否還有其他的事？

（如果還有剩餘的時間，開放給團體自己決定要如何運用或討論何事）

（11：00準時結束，無論話題進行到何處）

附件三、結束會議說明文稿

社區結束會議（15：30 準時開始）

主席：大家好！

　　這是結束會議，本會議時間直到16：00時結束。為尊重團體請將手機關閉或轉為震動模式。請問是否有人缺席或是事先請假的？

・回饋時間，針對今天的活動不知大家是否有要回饋或討論的。

・是否有要公告的事？

・請每個人分享此刻的心情。

・相互支持時間，在團體結束前有要支持或鼓勵其他人的，可以在此時間　表達對他人的關心或欣賞。

（如果還有剩餘的時間，開放給團體自己決定要如何運用或討論何事）

15：59　今天會議到此結束，大家保重、再見

（16:00準時結束，無論話題進行到何處）

A Lived Dialogue in Holistic Experiential Group

Abstract

The purpose of this study was to explore holistic experiential group that combined the concept of holistic education and therapeutic community. The aim of the group were to share the experience in group psychotherapy and hold each other in action. The content of one-day holistic experiential group were decided by all members. Members could try to take different roles during the activities. Through body praxis, group members integrated the activities from the hand, heart, and head. Holistic experiential group was not only to promote sense of self, but to adjust self in action.

Keywords: holistic experiential group, dialogue education, therapeutic community

靈魂漫步於所有的道路上，

它不會沿著直線前進，也不會像蘆葦一樣筆直的成長。

靈魂會綻放，好像一朵擁有數不清花瓣的蓮花。

　　——卡里‧紀伯倫《先知》〈自知〉（趙永芬譯，1923/2017，128頁，

　　　野人文化）

體知篇

第十四章　臨終照護的情緒工作

摘要

　　本文目的是透過反思團體，探究照護臨終病人的情緒工作及其轉化歷程。以現象學研究方法，邀請照護臨終病人的護理人員，進行每週一次，共計12次的團體對話。根據此團體過程紀錄，及研究者田野日誌，以主題分析（thematic analysis）處理資料。結果顯示護理人員照護臨終病人的情緒工作，包括承擔真實、護持省察、修己安人。依據這些情緒工作，論述負傷的照護者、面對他者，以及利他的照護行動。

關鍵詞：護理人員、情緒工作、現象學研究、臨終照護、反思團體

絮語：

　　他知道妳不是為了完成某件事情而做，而是在為他這麼做耶！很奇妙，他就是知道！……他安安靜靜、放鬆地讓妳幫他做，和剛剛完全不一樣！（237頁）

前言

從事臨終照護的護理人員，面對病人與家屬的痛苦，以及自己無法挽救生命的遺憾等，不僅產生情緒勞務（Sorensen & Iedema, 2009），也可能出現慈悲疲潰（compassion fatigue）（Potter et al., 2010）。然而護理人員也能從工作實踐學習面對死亡，帶來照護的智慧而減少慈悲疲潰（陳美碧、蔣欣欣，2008；Perry, 2008）。護理人員是如何承受這個情感歷程，又是如何將情感轉化為實踐智慧？

轉化（transformation）是超越認知的深度學習（deep learning），產生知己的自我認識（self-awareness）、知彼的同感（empathy）、知境（awareness of situation）的情緒智慧（Mezirow, 2000），是自適而不從眾的心智成長（Kegan, 1994）。或許，護理人員經由照護臨終病人，也能進入臨終時刻轉化場域（transformative fields）的三個意識層次：體驗（experience）、悟空（empty mind）、轉識成智（wisdom）（Singh, 2000）。

護理人員面對死亡時，可能和臨終病人一樣的恐懼與不知所措、遭逢信念的衝突與個人價值的質疑（蔡麗雲、李英芬，2003）。這些情緒很難壓抑，即使暫時得以壓制，也是潛藏至個人的生命裡。需要透過對經驗的體知與反思，調整觀看事物的視框，才能不再只侷限在自己原有的照護經驗循環（石世明，2000；Lauterbach & Becker, 1996）。由放下所執著的認知，覺察身體情緒，開始看見自己慣於運用的視框，引發更高層次的反思個人信念與價值（蔡昌雄等，2006）。面對死亡，如何能走出苦難，進入高層次的反思？

團體是現實社會互動的縮影，自在且真誠的團體對話，可以反映在生活中。包容、去擾、祥和的團體氣氛，幫助護理人員反思照護現場

（Breitbart, et al., 2004; Fillion et al., 2009; Jones, 2006）。有意義的團體對話，處理個人照護臨終病患的困頓，透過對話澄清最初模糊、不明確的感受，促成倫理態度的轉化與實踐（陳美碧、蔣欣欣，2008；蔣欣欣，2002；蔣欣欣等，2003）。

「護持（holding）」是兒童精神科醫師Winnicott於1965年提出，源自觀察嬰兒成長中的母子互動，母親或照護者的護持，使嬰兒感到安全而勇於試探環境；「承擔（containing）」是團體心理治療師Bion於1961年提出，是描述較大嬰兒遭遇挫折或衝突時，因為不能言語，經由母親代為說出心裡苦惱而解困的母子關係。「護持」指母親看到嬰兒的需要而直接給予滿足；「承擔」則更傾向於面對衝突時，對異於己者的承接與包容。前者多以非語言的方式呈現；後者多以語言方式呈現（Moss, 2008）。

如果團體可以像母親一樣，能否護持與承擔著護理人員的照護經驗？當團體帶領者能營造安全的情境時，讓人願意冒險分享內在受創的經驗，較能放棄固有的自我保護，嘗試新的行為。面對難以承受的情緒時，更需要一個良性的情境，承擔著受苦的情緒及自我運作的過程（Livingston, 2009; Moss, 2008）。臨終照護的護理人員如何在彼此護持與承擔的情境裡，得以反觀自我的世界，重新創生對工作場域的理解與調適？

本研究目的在探究護理人員從事臨終照護的情緒工作，以及其在團體對話中的轉化歷程。

方法

本研究採用現象學方法，透過團體對話激盪彼此在臨終照護情境中的工作經驗，依據此經驗內容，進行詮釋分析（Benner, 1994; Moustakas, 1994）。

一、研究對象

以臺北市某醫院由照護臨終病人的護理人員組成之反思團體為對象，此團體共15位護理人員，均為女性，3人已婚。年齡平均為28歲，工作年資平均為6.4年。

二、資料蒐集

反思團體由兩名具團體互動資歷的護理人員擔任帶領者，團體是每週一次，每次80分鐘，連續進行12次。團體過程經成員同意，予以錄音後轉成逐字稿。每次團體前先討論團體的方式、可能出現之議題等，團體後的工作人員討論該次團體的互動。研究者於團體結束後書寫研究日誌、團體摘要（包含主要議題）；同時檢視過程紀錄內容之完整性，以求資料之詳盡。

反思團體以非結構的方式進行，尊重成員的自主性與自發性，不預設主題。團體成員可依其當時當境（here and now）的遭遇、心情、想法，在自在的情境中談談自己印象深刻的照護經驗，分享照護臨終病人的感受與困頓等（蔣欣欣，1999；Foulkes, 1984）。研究資料包括團體過程紀錄、會後討論紀錄、研究田野日誌及各次團體摘要，採用多角度的紀錄，以增加詮釋的正確性與意義的再現（Silverman, 2000）。

三、資料分析

採「主題分析」方式分析資料（Benner, 1994），包括相關的語句或情境過程等的反覆思索、交叉比較；由形成的主題，找出範本案例（paradigmatic cases）；並由另一研究者進行同儕檢視和修正。著重護理人員的照護經驗、團體中互動及內在自我的改變。引用資料的編碼，共有5碼（如1019C）：前二碼為團體次數；中間二碼為該次逐字稿的頁數；

後一碼的英文字母代表不同護理人員。

　　研究的嚴謹度方面，團體帶領者具團體心理治療師的認證，能夠引發照護困境的對話，促進資料的確實性（credibility）；每次團體結束後完成團體紀錄逐字稿，並整理團體主題摘要提供成員閱讀，檢核歸類主題及內容合適性；研究分析的初步結果，與成員討論以確定研究資料之一致性（consistency）；整個研究過程，定期舉行研究小組討論，採取厚實的資料（thick data）與同儕審閱（peer review）協助資料分析，並重視研究對象的主觀經驗與真實世界，增加研究的原質性（confirmability）（陳月枝，2000；Benner, 1994; Moustakas, 1994）。

四、研究倫理的考量

　　本研究獲人體試驗委員會之審核通過，其IRB（institutional review board）證書號為（277）100A-13-1。本研究倫理考量內容包括：團體帶領者的合格性及實務經驗確認、研究團隊人員訓練、團體成員的志願性確認、所有資料的匿名性確認、建立團體規範——包括保密之承諾；若團體成員拒絕錄音，則在團員同意後，由觀察員從事現場記錄等。

結果

　　依據資料分析，共萃取出臨終照護之情緒工作內容：承擔真實、護持省察、修己安人。茲詳細說明如下。

一、承擔真實

　　團體對話中，護理人員共同承擔著脫離想像的真實。護理人員帶著某種想像，選擇進入安終照護的工作；但是實際上照護病人的真實場景，讓護理人員感受到「安寧中的不安寧」及「照護中的無法（被）照護」。

（一）安寧中的不安寧

從事安寧照護的護理人員，期許自己有能力或有充裕的時間，陪伴病人平安的走過最後的日子，但實際上卻力不從心。

一位護理人員（L）訴說面對吃不好、睡不好的末期肺癌病人，感到無能為力，……每天只是發藥給他，看他喘得難過的樣子……我其實會覺得很難過。因為我知道他可能沒有多久時間，然後不能幫他的時候，那種感覺是很糟的。（0206L）

有時好不容易與病人談及其生病或生命經驗，卻因為其他病床的紅燈呼叫，而不得已打斷即將訴說的話語。一位護理人員（C）述說被打斷的會談，遺憾失去對話的時機，……像這樣子的病人，（如果）你當下沒有聽他講那些的話，可能下一個時機點……不一定有那麼好的機會可以去做那樣子的事情。（0706C）

（二）照護中的無法（被）照護

照護安寧或末期病人的護理人員，面對著工作品質，以及同事相處的困境。

末期病人可能會遭遇許多心理、社會、靈性層面的問題，一位資深護理人員（C）覺得要清楚地把病人的心理困擾交托給接班的同事，但是資淺護理人員沒有興趣聽，……我在交班的時候把這個問題告訴下一班的學妹，因為這陣子大家都很忙，尤其是像這樣子社（會）心（理）方面的問題……她不想聽。（0702 & 03C）

另有新進同仁（O）看到資深護理人員的身心壓力，而害怕進入安寧照護團隊，我看到學姐都變憔悴了。她們有時候抱頭大哭，我害怕進去（這個團隊）工作了！（1002O）

二、護持省察

團體對話中，護理人員勇於省察與同仁的關係、與病人及家屬的互動。

（一）與護理同仁之間

團體中的靜聽、沒有批判，使C停止抱怨資淺學妹，而若有所悟地說道，是劣幣逐良幣，還是一定有一些是自己沒有看到的？（0512C）

之後，護理人員J提到，學妹不想談病人的社會心理問題或許是因為經驗不夠，不知道怎麼處理，乾脆不想知道。（0703J）

這一席話，使護理人員C意識到年輕護理人員的處境，在團體後期，她學會欣賞新手的能力，學妹們用活潑的方式對待病人也滿好的，那讓病人很高興。（0912C）

（二）與病人及家屬之間

團體對話中，了悟每個被指責或指責的現象，都有其身不由己之處。

一位老阿嬤責罵護理人員（E）早上幫她抽了10c.c.的血，使她頭很暈，護理人員E覺得自己是辛苦又受氣。到了下午，阿嬤要另一位護理人員代為表達歉意，此阿嬤的話語是，我當時口氣真的太差了，一時情緒上來，真的是要跟她（E）道歉。（0417E）這位護理人員（E）接收到此訊息才領悟到，病人的忿怒不是如我所想的，而是出於她自己的困擾和情緒。（0418E）

護理人員J在團體中總是煩惱與抱怨一位癌末病人女兒的「逃避」、「不合作」，不肯接受建議，不帶滿腹心事的癌末母親去找心理諮商專業人員。經過團體對話後，由這位初次遭遇至親臨終的女兒，回想起自己喪親的往事，於是說道，……也是要給她（病患女兒）一點時間，因為她沒

有經歷過喪親，她不知道要怎麼去處理這個問題。……臨終病人的心態是很難去體會的，她還年輕，也許暫時逃避還算正常。（0209J）

三、修己安人

護理人員於團體中分享其由困惑、失望得以修己安人。包括「放下自身」及「與他者同在」兩部分。

（一）放下自身

護理人員看見病人的需要，放下自身的欲望，以他者為念。

當團體中談到有些病人或家屬責罵、或用話語來「酸」護理人員，卻對醫生表現出另一種態度，護理人員F描述此類病人的樣貌，看到醫生就很開心，看到我們就擺臭臉！（0412F）。此時，有些護理人員認為應該爭取表現的機會，讓自己的努力被醫師與病人看見，但是另一位忙於工作的護理人員N卻提到，我只默默的把幫病人的事做好就好了。不必特別去（花時間）說什麼……病人不知道我講的話也沒有關係啊，反正我有讓醫生知道他需要什麼就好了！（0416N）展現一種求實現而不求表現、自在自足的倫理態度。

對於一時難以改變的人力缺乏、工作負荷過重等困境，護理人員G提到，在我們的壓力和困難沒有解決前……，就是做呀！因為病人在那兒！（1019G），呈現出面對不得已處境的泰然安適。

（二）與他者同在

護理人員與病人之間存在著自然的共在。護理人員M說，談不上喜不喜歡（哪個病人）耶，就會自動去做關照的事情，只要他是我的病人。……這出發點都是自動的……只要他是你的病人，就會自動這樣子為他著想。（0611M）

護理人員F提到能讓病人臨終時身體清潔舒適，就對自己很滿意，把（臨終）病人洗得香香的，讓他乾乾淨淨、舒舒服服的回家（天國），……我覺得開心。（0105F）

此外，臨終病人能體察護理人員的用心，作出無言的回應。護理人員C談到她給一位躁動不安的臨終病人進行口腔護理時，病人的反應，他知道妳不是為了完成某件事情而做，而是在為他這麼做耶！很奇妙，他就是知道！……他安安靜靜、放鬆地讓妳幫她做，和剛剛完全不一樣！（0906C）

表14-1　臨終照護的情緒工作

情緒工作	倫理反思
承擔真實 　安寧中的不安寧 　照護中的無法（被）照護	負傷的照護者
護持省察 　與護理同仁之間 　與病人／家屬之間	面對他者
修己安人 　放下自身 　與他者同在	利他行動

討論

照護臨終病人，護理人員承擔著脫離想像的真實，經由團體對話的護持與省察，促成修己安人。以下分別就負傷的照護者、面對他者、利他行動三方面深入討論。

一、負傷的照護者

　　人們對於照護或是生活，總是存在著某種想像，但眞實往往不同於想像。他者的出現，打破我們的自以爲是，成爲無限開展的契機（Levinas, 1961/1969）。易感性（vulnerability）使我們對情緒或主觀經驗的開放，讓自己被他人或自身的情緒觸動。這帶有冒險的行動，自我難免會受到影響（Groesbeck, 1975）。當他者的苦觸動了我，使我產生負起責任的能量，這是愛的展現（Kunz, 1998）。但是，這種責任感，有時會使自身想要完全控制整個照護活動，以至於出現操控或責備。當護理人員承認自己與病人一樣無能或無助，誠實地面對人類疾病與死亡的必然性，反而可以更靠近病人，並將終極意義與個人的人生目標連結起來，滋養著敏感、寬容與慈悲的情懷（石世明，2000；許禮安，2002）。如此一來，所經歷的苦，也就成爲一種壯麗的苦（sublime suffering）。

　　本研究中，臨終照護護理人員承擔著「安寧中的不安寧」與「照護中的無法（被）照護」，這些受苦經驗，啟動行爲的感知力（sensibility）（Levinas, 1974/1981），此感知力能體會他人的受苦，想要即刻給出自己，需要即刻（immediacy）做出負責的回應（responsibly respond），而不宣稱自己的權利（賴俊雄，2007；Kunz, 1998）。如果護理人員無法回應這個責任，難免產生罪惡感或是憤怒等情緒；然而，此負面情緒，也可提醒自己存在的狀態，省察自己的立場與價值。逃避或離開職場的想法，也可成爲個人開展轉化的重要元素（Bohme, 2001）。

二、面對他者

　　人不是一個孤立的個體（isolated ego），團體對話中護理人員所面對的「他者」，是照護的環境、制度、同事、病人與家屬。當今的心理學過於強調自我認同、掌控環境、滿足（自我）需求，卻忽略對人性中眞誠

給予（authentic giving）。心理（psyche）一詞意指的是：「他者在我內（the-other-in-me）」，人會受到在我內的他者（other）的活化、鼓舞、賦權，產生朝向他者（to-and-for-other）責任性（Kunz, 1998）。

　　他人的面容召喚我，似在對我說：「我在這兒，我有需要。」而我當下立即的回應是，「我在這兒（Here I am），我願服事於你。」這種被要求的回應，是人性中自然而然的承擔。當護理人員經歷這些，就不再是「在己的自我」（the self in-itself），而轉化為「為他的自我」（the self for-the-other）（Levinas, 1961/1969），顯現我對自己的責任已經擴及到對他人的承擔，產生能承載他者而自適的自我（孫向晨，2008；楊婉儀，2009、2012）。在時間流中與他者的互動，不僅維持自身，且又能夠自我建構，產生「接待他者」的倫理主體（鄧元尉，2007、2011）。

　　面對內在這種由他人喚醒的感受，如同莊子提到「以神遇，而不以目視，官之止而神欲行，依乎天理。」重視心神領會，放下感官的執著，也就是人性最本初的感知與樸拙本然的回應（陳鼓應，1999；Levinas, 1974/1981）。

三、利他行動

　　放下自身而與他者同在的修己安人，是被呼喚出來的照護行動。看到他人的需要，能夠默默的給予，這種利他，是人性本初的欲求。現象學家Gadamer也提到，無我（loss of self），才能真正地了悟自我（self-understanding）（Gadamer, 1962）。即是任憑經驗、體驗、情緒和念頭浮現，以寂靜、純粹的心之本體觀看，產生清晰覺醒的意識（耿寧，2009）。這種放空自己的被動與接納，讓生命流動與渾融，達到修己安人。護理人員在團體對話的場域中，面對自己的處境與情緒，主動探索且相互學習，省察人生價值與護理關懷。由於他者的呼喚，不僅開展新的照

護行動，也轉化自身。這種對自身與他人的關懷，得以深化照護行動。

研究限制與建議

透過團體對話產生新的觀點，是源自護理人員眞誠且自然地受團體當下的對話所啟發。雖然資料蒐集是以團體對話方式進行，但受限於研究方向，未能明確呈現每個對話的歷程。

此外，Merleau-Pondy（1945/1962）認爲身體感能影響興趣與反思能力的開啟，雖然反思團體可協助護理人員發展護持與承擔的能力，但每個人反思能力的開啟與進展速度有別，如何開發護理人員的身體感知，如何因材施教，有待進一步的探討。

結論

臨床護理人員護持與承擔著臨終者的苦難，而反思團體護持與承擔護理人員的困頓。透過彼此間的交會，檢視自身的照護經驗，擴展新的存在意義與價值，而不自陷於受苦的處境。團體中承擔「脫離想像的眞實」，經過團體的對話啟發與自我反思，漸能學習接納與尊重異於己的他者，達到修己以安人。

雖然每位護理人員轉化成長的進程不同，但是本研究提供一條參照軌跡。團體對話，提供心靈沉澱的空間，相互激盪與創生轉化。這種由他人進入我內的「內在他者」引發的轉化，展現出由反思實踐而生的智慧。

誌謝

感謝振揚計畫（100F117CY11）及國科會（NSC97-2314-B-010-051-MY3）之經費補助，臨終照護護理人員提供寶貴之經驗，石世明心理師協助反思團體之進行與討論，黃郁珊、陳怡儒與汪宛靚協助記錄整理，促使本研究的完成。

參考文獻

石世明（2000）。對臨終者的靈性照顧。*安寧療護雜誌，5*(2)，41-56。

孫向晨（2008）。*面對他者：萊維納斯哲學思想研究*。上海：三聯書店。

耿寧、李峻、倪梁康（2009）。中國哲學向胡塞爾現象學之三問。*哲學與文化，36*（4），9-29。

許禮安（2002）。病情世界初探—由病情告知談起。*安寧療護雜誌，7*(3)，239-251。

陳月枝（2000）。*質性護理研究方法*。臺北：護望。

陳美碧、蔣欣欣（2008）。安寧緩和療護的困頓與成長—護理人員的經驗。*實證護理，4*(3)，191-199。doi: 10.6225/JEBN.4.3.191

陳鼓應（1999）。*莊子今註今譯*。臺北：商務。

楊婉儀（2009）。生存與超越——對萊維納斯哲學中倫理意義的反思。*東海大學文學院學報，50*，155-168。

楊婉儀（2012，6月）。*責任與意志—萊維納斯與尼采思想中的倫理與時間意涵比較研究*。於南華大學哲學與生命教育學系主辦之第十三屆比較哲學學術研討會—經典與生命的對話。嘉義：南華大學。

蔣欣欣（2002）。由護理實踐建構倫理進路。*護理雜誌，49*(4)，20-24。doi:10.6224/JN.49.4.20

蔣欣欣、陳美碧、蔡欣玲（2003）。建構照顧情境中的專業自我—自身與他者之間。*本土心理學研究*，*19*，201-226。

蔡昌雄、蔡淑玲、劉鎮嘉（2006）。死亡焦慮下的自我照顧—以安寧護理人員爲例。*生死學研究*，*3*，133-164。

蔡麗雲、李英芬（2003）。安寧緩和護理人員的壓力源、壓力反應與調適策略之探討。*安寧療護雜誌*，*8*(2)，143-160。

鄧元尉（2007）。他者的使徒。於曾慶豹編著，*現象學與漢語神學*（115-154頁）。香港：道風書社。

鄧元尉（2011）。列維納斯面容現象學中的上帝之思及其神學蘊義。*哲學與文化*，*38*(3)，95-118。

賴俊雄（2007）。*他者哲學：回歸列維納斯*。臺北：麥田。

Benner, P. (1994). The tradition and skill of interpretative phenomenology in studying health, illness and caring practice. In P. Benner (Ed.), *Interpretative phenomenology* (pp. 99-127). London, England: Sage.

Bion, W. R. (1961). *Experiences in groups: And other papers*. New York, NY: Routledge.

Bohme, G. (2001). Being human well: Ethics and the task of bodily existence. In E. Jephcott (Ed.), *Ethics in context: The art of dealing with serious questions* (pp. 88). Malden, MA: Polity.

Breitbart, W., Gibson, C., Poppito, S. R., & Berg, A. (2004). Psychotherapeutic interventions at the end of life: A focus on meaning and spirituality. *Canadian Journal of Psychiatry, 49*(6), 366-372.

Fillion, L., Duval, S., Dumont, S., Gagnon, P., Tremblay, I., Bairati, I., & Breitbart, W. S. (2009). Impact of a meaning-centered intervention on job satisfaction and on quality of life among palliative care nurses. *Psychological Oncology,*

18(12), 1300-1310. doi:10.1002/pon.1513

Foulkes, S. H. (1984). *Therapeutic group analysis.* London, England: Maresfield Reprints.

Gadamer, H. G. (1962). On the problem of self-understanding. In D. E. Linge (Ed.), *Philosophical hermeneutics* (Vol. 1, pp. 44-58). Berkeley, CA: University of California Press.

Groesbeck, C. J. (1975). The archetypal image of the wounded healer. *Jounal of Analytical Psychology, 20*(2), 122-145. doi: 10.1111/j.1465-5922.1975.00122.x

Jones, A. (2006). Group-format clinical supervision for hospice nurses. *European Journal of Cancer Care, 15*(2), 155-162. doi:10.1111/j.1365-2354.2005.00642.x

Kegan, R. (1994). *In over our heads: The mental demands of modern life.* Cambridge, MA: Harvard University Press.

Kunz, G. (1998). *The paradox of power and weakness: Levinas and an alternative paradigm for psychology.* Albany, NY: State University of New York Press.

Lauterbach, S. S., & Becker, P. H. (1996). Caring for self: Becoming a self-reflective nurse. *Holistic Nursing Practice, 10*(2), 57-68.

Levinas, E. (1969). *Totality and infinity* (A. Lingis Trans.). Pittsburgh, PA: Duquesne University Press. (Original work published 1961)

Levinas, E. (1981). *Otherwise than being or beyond essence* (A. H. Lingis, & M. Nijhoff, Trans.). New York, NY: Springer. (Original work published 1974)

Livingston, M. (2009). Reflections and conceptualizations: A professional Odyssey. *The Journal of the Eastern Group Psychotherapy Society, 33*(1),

7-26.

Merleau-Pondy, M. (1962). *Phenomenology of perception* (C. Smith Trans.). London, England: Routledge & Legan Paul. (Original work published 1945)

Mezirow, J. (2000). *Learning as transformation: Critical perspectives on a theory in progress*. San Francisco, CA: Jossey-Bass.

Moss, E. (2008). The holding/containment function in supervision groups for group therapists. *International Journal of Group Psychotherapy, 58*(2), 185-201. doi:10.1521/ijgp.2008.58.2.185

Moustakas, C. (1994). *Phenomenological research method*. London, England: Sage.

Perry, B. (2008). Why exemplary oncology nurses seem to avoid compassion fatigue. *Canadian Oncology Nursing Journal, 18*(2), 87-99.

Potter, P., Deshields, T., Divanbeigi, J., Berger, J., Cipriano, D., Norris, L., & Olsen, S. (2010). Compassion fatigue and burnout: Prevalence among oncology nurses. *Clinical Journal of Oncology Nursing, 14*(5), E56-E62. doi: 10.1188/10.CJON.E56-E62

Silverman, D. (2000). *Doing qualitative research*. London, England: Sage.

Singh, K. D. (2000). *The grace in dying: A massage of hope and spiritual transformation* (1st ed.). New York, NY: Harper Collins.

Sorensen, R., & Iedema, R. (2009). Emotional labour: Clinicians' attitudes to death and dying. *Journal of Health Organization and Management, 23*(1), 5-22. doi:10.1108/14777260910942524

Winnicott, D. W. (1965). *The maturational processes and the faciliating environment*. London, England: Karnac Books.

The Emotion Work of Nurses in Caring for Dying Patients

Abstract

Caring for dying patients is an emotional burden for nurses. This study used reflective groups to explore the process of transition that nurses go through in caring for dying patients. We adopted a phenomenological approach. Data were collected from nurses participating in 12 reflective groups. All nurses worked in oncology/hospice units in a general hospital in Taipei. We used thematic analysis to analyze data. Findings identified a transition in how nurses handled and contained their emotions within three main themes: containing unpredictable reality, cautious "holding back" in discussion, and self-cultivation in order to serve others. These findings led us to extrapolate the three issues of wounded healer, facing others, and altruism in caring.

Keywords: nurses, emotion work, phenomenological research, end-of-life care, reflective group.

第十五章　人性化照護的感通

摘要

　　本文目的是找出感通在照護情境的意涵以及其倫理性與實踐性。採用van Manen詮釋現象反思法，分析小組課程對話內容，找出臨床護理範例，再繼續比較範例的性質，建構感通的主題內容。結果指出感通具有共在、共做、共榮三個元素。共在，是不受制於先入為主的「順勢而為」；共做，是不設限於無可奈何的「循循善誘」；共榮，是不受限於他人眼光的「勇於實踐」。當護理人員面對難以照護的人或事時，嘗試著對反面者開朗的「共在」，由成己以成物的「共做」，可達到具體且充實存在的「共榮」，塑造更好的照護與自身，促成照護行動的創造性與豐富性。

關鍵詞：感通、護理倫理、主題分析、人性化照護、互為主體性

絮語：

　　我們都了解妳的狀況，但別人不了解妳的狀況的時候，妳有辦法去面對別人對妳的眼光嗎？（257頁）

前言

　　護理照顧，是透過自己身體行動，促動他人身體的變化，影響其身心靈的感受，達成「拔其苦以濟其生」的開創性與豐富性。身體行動所依據的感知，不僅來自眼、耳、鼻、舌、身，也包含綜合此五感的直覺，此「五感的綜合」不是純然被動的，它主動選擇感知的對象，是先於感覺對象而給出感覺對象的直覺，涉及被動的感受與主動的感應（黃冠閔，2011），也是一種日常生活中的自明性知識（常識），對情境的全體感悟力。如果忽略「五感的綜合」與「常識」構成的共通感覺，使全體感悟力惰性化，就無法具體地思考如實生動的日常生活世界（黃文宏，2011）。

　　人性化照護（humanistic nursing）重視人我間互為主體的交流（D'Antonio, et al., 2014; Paterson & Zderad, 1988），指出照顧者與被照顧者都同樣經歷著主動選擇感知對象，且彼此相互交織。在臨床照護的過程中，護理人員善用自身的全體感悟力，選擇合宜的照護；同時，病人在承受缺損的身體時，發揮培養內在的自癒力。

　　近代科學知識強調客觀地看實事本身，讓觀看者與被觀看者處於對立的位置，重視操作與支配對象的習性，忽略護理人員本身由情緒所生的感知（perception）（Newham, 2017），因此無法經由省察個人主觀的期待與干擾，發掘更豐富的人生。如果能感知個人情緒源自知識與欲望的控制，在執行照護活動時，較易擺脫外界的干擾，進行耳目內通的純知覺活動，以絕對自由意志的反省（西田幾太郎，1911/1984；黃文宏，2011、2013），產生超越主觀情緒的新觀點，不限於私己的立場而全面性了解他者的處境。

　　「感通」一詞，出自《周易・繫辭傳》，「易，無思也，無為也。寂然不動，感而遂通天下之故。」無思，是不做多慮的順其自然，無為，

是不須營造的任運自動（國立編譯館，2001）。如此能開放自身的感知，靜觀其中的變化，而能通達事物。唐君毅認為「感通」聯繫著內在的心靈與外在的境界，當心不受限於境，不僅擁有心的自覺，心體也出現創生活動，對於外在或內心事物之感，都能應之以當然之道（唐君毅，1986；黃冠閔，2011）。

關懷照護的給予不是單面向的，是基於互為主體的立場，跳脫出自己理智的參考架構，透過自己身體感知，接納性的合調（receptive attunement），產生情緒的共鳴，以一種全神貫注（engrossment）的狀態理解他人（Noddings, 2003），產生融入彼此共同存在的涵容（inclusion）（Buber, et al., 1988）。因此照護中的感通是透過自身體現（embodied），將自己投身於生活世界中的互為主體關係，構築心與境互相呼應的動態過程。感通不是投射個人感知的同理，也不僅是採取一種保持距離關注（detached concern）的同理（Carse, 2006; Koehn, 2012; Morgan & Guilherme, 2014），而是具有交感共同存在的同理（mutual empathy）。同理的重點不在求同，而在共做（郭佩宜，2014；Throop, 2012）。在促成療癒的照護場所，護理人員與病人主體，彼此之間如何交流或交感？照護中的感通是如何生成？具有何種倫理特性與實踐面向？

方法

本研究採用詮釋現象反思法（van Manen, 1997），比較分析小組課程對話內容的案例，找出六個臨床護理範例，再繼續比較範例的性質，建構感通的主題內容。

一、研究情境

　　研究者於2015年2月至2016年12月擔任小組對話的授課教師，參與護病關係、進階心理衛生護理學實習、護理倫理、護理理論、社會劇五門課程（依照時序排列），收集人性化照顧的案例，分別以英文字母代表不同的案例提供者（表15-1）。

表15-1　案例提供者之簡介

代號	年齡	就學年班	職稱	工作年資	婚姻狀況	課程
A	31	博班	護理師	8	未婚	護病關係
B	31	碩班	護理師	8	未婚	社會劇
C	30	碩班	護理師	7	未婚	進階心理衛生護理學實習
D	22	大學部	無	0	未婚	護理倫理
E	22	大學部	無	0	未婚	護理倫理
F	35	碩班	護理長	12	已婚	護理倫理

二、資料蒐集與分析

　　課程的小組對話，以自由談的方式運作。蒐集小組討論過程紀錄進行分析，分析步驟為先對小組互動文本的整體性閱讀（holistic reading），找出由護理活動事件（incident）之視框（framing）脈絡，再次整體閱讀文本（re-reading the texts as a whole），重建經驗與意義結構歸納成三個行為類別，分別是順勢而為、循循善誘、勇於實踐，再找出各類別的典範案例，再繼續深入比較案例內容，確認共在、共做、共榮三個概念主題，並反思主題與其意義結構（高淑清，2008）。此時，根據行為產生原因（源由）、倫理關係、行為產生的主動或被動性，加以分項說明，最後進行同

僑檢證與解釋。

三、研究嚴謹度與倫理考量

本研究的資料來自實際的小組對話課程紀錄，促進資料的可靠性；內容為當事人述說實際照護活動經驗，以現場錄音與轉錄文字稿並做修訂，保持其正確性；資料分析初步結果交給臨床實務經驗的護理人員及臨床教師，進行同僑檢視，了解其可轉換性。

關於研究倫理考量，本研究通過國立陽明大學人體試驗委員會，證書號碼：YM102032E。本文蒐集之資料，均來自課程案例以及課程討論紀錄，不影響學生受教權。案例陳述，均以匿名方式呈現，以保護隱私性。

結果

依據行為產生的源由、倫理性、實踐性，將照護行動的感通，分為共在、共做、共榮三種樣態（表15-2）。共在，是不受制於先入為主的「順勢而為」，共做，是不設限於無可奈何的「循循善誘」，共榮，是不受限於他人眼光的「勇於實踐」。

一、共在──不受制於先入為主的順勢而為

共在，是護理人員不受制於前見，不將過去的成見移用於今日。在被動地回應外在要求中，主動地捨己從人。

（一）放下成見

照護的重點放在互動的當下，而非耳聞的訴訟危機。

護理人員A在加護病房工作，被安排照護心臟衰竭的年輕病人以及憤怒的父母親。此父母由外島趕來臺北，他們很難接受其子最初僅因門診手

表15-2　照護行動的感通

照護的感通	源由：內生與外緣	倫理性：人／己	實踐性：主動性／被動性
共在			
放下成見	先入為主	捨己從人	順勢而為
回應需求	（外在要求）		（被動蘊含主動）
共做			
引導看見	無可奈何	知己知彼	循循善誘
共謀方法	（看見需求）		（相互激發）
共榮			
適性而為	他人眼光	由己從人	勇於實踐
提供自身	（內在期許）		（主動源自感受）

術而至此。

　　護理人員A在護病關係的課堂，體認到憤怒情緒是源自內在的挫折與無力感，因此當面臨家屬指責時，很快的走出自己的不安，而關注家屬的需要。她提到，第一次接觸到家屬，他們對我惡言相對，就是怒罵，說要控告我們醫院。我覺得為什麼會這樣，我突然間有點驚訝！不過當下，並沒有覺得被指責，沒有生氣。以前的我會生氣，即使知道家屬是因為病情的突然改變，我還是會有點不高興、不舒服，可是這次居然完完全全沒有不舒服的感覺，心平氣和地慢慢跟他們解釋，因為我知道他們家人是從金門過來的，在臺灣完全沒依靠。……，就主動幫他們在臺北找住的地方，在同事幫忙之下，離開病房教他們怎麼去坐公車。慢慢地家屬的態度軟化，家屬握著我的手，跟我說謝謝。

　　護理人員在照護的當下，不受制於過往的情緒習慣，課堂上反思自己的過去與現在，「以前的我」，會對病人家屬生氣，雖然在理性上知道家

屬的難以承受，但感性上無法接受指責性話語；「現在的我」，不受限於先入為主的預設立場（病家要控告醫護人員），透過對自己情緒的覺察，進而不僅選擇相信，也深層理解（蔣欣欣，2016）。此順勢而為的共在，源自對憤怒機轉的理解以及同事的協助，不僅化解醫療糾紛，也增強自身對照護的信念。

（二）回應需求

被動的回應中，滿足病人或家屬需求的順勢而為，改變家屬的態度。

服務於腫瘤病房的護理人員B，參與社會劇的課堂，分享她的一個照顧經歷。某天正要下班時，遇見一個家屬的抱怨，你們護理人員要重新受教育，你們這樣不行。他尿床了，我請你們換床單，你們都不做。

當B依著家屬的要求，幫病人換好床單，又聽完家屬的抱怨，此順勢而為的處置，使家屬不再指責護理人員，卻轉向責怪病人，都是因為你（病人）自己尿失禁，才導致護理人員要幫你鋪床單，你尿溼，都沒有跟我講。此時，護理人員替無法言語的病人發聲，他也不願意這樣，他是因為腦部的問題才會這樣。你這樣講，他好難過。病人沒有說話，只是一直看著地板，原本很焦躁的家屬，突然間就變得很委婉，就抱著他哥哥（病人）說，我也不是這個意思，我也是看你這樣，我很不捨。

順勢而為的共在，是源自被動地接收到焦慮的家屬、受責難的病人，以放下成見、回應需求，主動提供照護行動，不僅調整家屬的焦慮，也傳遞著人性深層而內在的愛。

二、共做──不設限於無可奈何的循循善誘

共做，是護理人員不設限於無可奈何，對當下處境與內在心境產生全體感悟，看見需求，並引導個案看見，知己知彼地相互激發共謀方法。

（一）引導看見

以自身的生命體驗，引導病人看見美善。

護理人員C，照顧一位自覺被家人遺棄的精神病房之病人。C與病人互動時，引用自身對環境的體驗，使得住院病人學會欣賞當下的境遇，不再抱怨過去。

C先提到自己進入一個新的實習情境，忙著適應，後來才注意到這間座落於海岸邊的精神專科醫院，可觀賞落日海景。她就運用此身體感知，協助抱怨被家人嫌棄又遺棄的病人。

當病人開始抱怨週末返家聚餐，卻遭受家人嫌棄時，C引導病人活在當下，

你覺得這裡環境不好嗎？病人回應，我覺得這裡很漂亮。

C接著問，那你在這裡開心嗎？病人覺得在這裡生活很平靜，這樣子的環境很好。

C又問，那大家關不關心你，或是護理人員關不關心你？病人也覺得是受到關心後，

C繼續詢問，你還覺得家人把你丟到這邊不好嗎？後來病人接受自己的處境，之後還跟護理師道謝。

護理人員運用自身對環境的感知，對於病人的抱怨，沒有正面回應，而與病人共同探究所處的自然與人文環境，引導病人產生新的眼光。

（二）共謀方法

了解病人的喜好，找出合宜的處置。

護生D在護理倫理課堂，談到她照顧一位血鉀太高，被禁吃水果的病人。這位很喜歡吃水果的病人，非常不滿禁止吃水果的醫囑，因此，就拒絕接受一切治療。

　　某日，當護生送藥給他服用時，病人的反應是，你要是不讓我吃（水果），那我也不要做這些治療了。

　　護生就先理解其處境說，你很喜歡吃葡萄哦？病人，對！

　　護生想找出其他替代水果說，可是葡萄含鉀很高耶，你有沒有喜歡吃其他水果啊？跟葡萄吃起來一樣好吃的？病人回答說，沒有。

　　護生回應，那你一天要吃多少葡萄，你才會覺得開心？病人說，一碗。

　　護生回應，可是這樣太多了！病人開始妥協說，那不然半碗葡萄跟一根香蕉。

　　護生覺得鉀含量仍是一樣高，並說，醫生不是都跟你說完全不能吃嗎？如果這樣你的病就不會好，你會有更長時間都不能吃這些東西，你可不可以暫時配合一下都不要吃？病人說，不行！

　　護生回應，那一顆跟一口好不好？然後病人就說，好！

　　那天病人吃了一顆葡萄跟一口香蕉之後，就非常配合所有的治療。

　　醫療客觀診治的疾病（illness）及病人主觀經驗的生病（sick）（蔣欣欣，2006），具有不同的意涵。此案例的護生一方面理解限制飲食的必要性，另一方面聽見病人的需求。面對生命的無可奈何，以循循善誘的方式，取得一個平衡點。與病人共謀之後，以「一顆葡萄跟一口香蕉」達成協議。不僅承擔醫囑（禁吃水果）的行動，也維護病人的需要，透過彼此共做的努力，順利執行治療活動，呈現護理活動兼具的科學性與藝術性。

三、共榮──不受限於他人眼光的勇於實踐

　　共榮，是護理人員不受限於他人的眼光，依著個人內在的自我期許，適性而為、提供自身。由己從人的主動是立基於個人生命的被動感知。

（一）適性而爲

　　標準化的醫療運作，容易忽略人性化照護所注重的個別需要。唯有確認自己行爲的合理，不落入標準化的桎梏，才能促成彼此具體且充實的存在感。

　　護生E在護理倫理課堂提到，照顧一位需繼續被隔離而無法外出的病人。這位病人不僅易怒，又常以哀號以指使醫護人員，我就是不舒服啊，我就是沒辦法下床啊，你快點幫我打止痛啦，我快不行了！還要求護理人員代爲購物。醫師也接收到他的不合理要求，因此生氣地說，他自己心理有問題啊，不要理他。另位護理人員也直言說，我們是護理人員，不是看護，我們沒有必要去幫他買東西吃。

　　有一天，護生E實習小夜班，病人又說肚子餓，E就詢問一位態度溫和的學姐，告知病人的要求，學姐的回應是，我現在給你一百塊，你先下去幫他買東西吃，買一個粥加一個豆漿上來給他喝。E不確定這樣的行爲是否合宜，這樣眞的可以嗎？學姐回答，我昨天也這樣幫他買，你現在下去幫他買上來就對了。之後，這個病人就對E說，眞的很謝謝你，E幫他換點滴時，他就會說，剛剛不好意思，我比較兇了一點，但我也知道你們是爲我好。

　　照顧的行動是隨機而發，基於人性關懷與覺察，護生不僅面對病人要求，也會選擇求教的對象。

（二）提供自身

　　負傷的護理人員，提供自己受傷與復原的經歷，用於激勵病人。

　　F在護理理論的討論課上，陳述她擔任護理長的觀察，提到一位同事是八仙樂園的塵爆事件受難者，一夕之間由快樂的年輕人成爲燙傷面積多達61%的病人。

在同事與親友的關懷與鼓勵之下，她放棄輕生的念頭，回到工作崗位之前，F曾問她，妳覺得妳可以嗎？妳看妳現在跟我們講話就一直動（減輕燙傷部分皮膚的搔癢感），我們都了解妳的狀況，但別人不了解妳的狀況的時候，妳有辦法去面對別人對妳的眼光嗎？她說，我會請他們放心，直接做給他們看。實際上，這位同事執行護理活動時，就有位病人詢問F，你們那同事是怎麼樣？是不是腦袋有問題？這護理人員知道後，就親自去向病人解釋。

這位護理人員覺得上帝讓她活下來，她就要好好活下去，主動照護八仙塵爆的病人。其中一位跟她一樣才22歲，愛漂亮的女孩，身體部位20%燙傷，但因為怕痛都不敢下床活動。醫師請她幫忙，她就穿著燙傷專用鞋，慢慢走下樓梯到另一病房去找這女孩，跟她說，妳看我這樣都可以了，妳也可以的。隔兩天，那女孩自己走來病房，找這位負傷的護理人員一同去散步，那女孩的父母見到孩子能下床，非常開心。

負傷的護理人員，回到工作時，無所畏懼地面對異樣的眼光，源自在生命的低潮，體驗到「處於生命即處於愛」。成功的照護者，常常是負傷的療癒者（Vachon, 2001），照護者自身的創傷，可以成為治療的泉源，然而照護者分享自身的創傷時，「並不是膚淺的公開個人痛苦，而是心甘情願地意識到，自己的痛楚與苦難出自人類處境的深處，沒有人能置身度外。」（Nouwen, 1972/1998）。

自身的存在將不再威脅他人、不再向他人索求，而是一個吸引人、能自在展現的存在。這位護理人員的勇於分享，讓我們知道不必逃避自己的痛苦，可以將痛苦轉化為共有的經驗，即使是絕望的感受也會轉化為希望（Vachon, 2001）。

討論

　　醫療科技不同於其他科技，醫療科技除了考慮主體與世界的關係，也關注主體與身體的關係，涉及的不僅是工具化的身體（instrumental body），還有體驗性的身體（embodied selfhood）（Stankovic, 2017）。身體促成心與境的感通，心靈與感通是體與用的關係（黃冠閔，2011），心靈敏覺於身體感知的共在、共做、共榮，此感通可以整合標準化的流程與個別化的需求，達到人本的照護（Öhlén et al., 2017）。在照護行動中，所關心的不是行動是否合乎倫理原則，而是由全體感悟力，讓人更豐富且充實的存在（Allmark, 2017）。以下將由對反面者開朗、成己以成物、具體且充實的存在，說明照護的感通與人生真實化（唐君毅，1991）的關係。

一、對反面者開朗的共在

　　護理人員放下原有欲望或偏見虛妄，表現出對「反面者」的開朗。與個案共在的一切語言，皆順著現場家屬或病人需要，當機而發，呼喚出人的惻隱、羞惡、辭讓、是非之心之性情。

　　家屬的指責、病人的抱怨，時常擾亂醫護人員的照護行動，容易形成「在場的不在場」的防禦性態度（蔣欣欣等，2014）。此時醫護人員若放下成見，以驚奇或好奇（curiosity）取代不安，由好奇引發反思，能由實踐產生智慧（Freshwater et al., 2017）。人的本性，可以超越個人欲望的限制，追求和實現普遍的理想（陳特，1996）。面對反面者或經歷生存困境，正是形塑人格的契機。當護病之間心靈相互融攝貫通，能超越個人利害，感通萬物。

二、成己以成物的共做

　　共做，指護理人員不落入只依規範或習慣行事之「熟練的無能」，不

以「習慣性的防衛」面對個案的指責或控訴，不以標準化流程回應病人的個別性需要。導引看見與共謀方法的照護者，意識到自身的信念、價值與意願，經由心靈自覺與修養功夫，擴大自身精神空間（黃冠閔，2011），方能適時提供承擔與護持的共做（歐美等，2013；蔣欣欣，2016），使個案與醫護人員彼此都能夠「在你眼中看見我的美麗」（Watson, 2003）。這種成己的修養功夫，無法由外在訓誡或灌輸，需要透過心與境不斷交織的鍛鍊，而臨床的團體對話，正是提供彼此心與境的試煉場。

三、具體且充實存在的共榮

　　共榮，是護理人員在服務他人時，不僅提供人文關懷，也陶養自身的人性情懷。提供自身是基於本身的體驗，產生情緒同步（emotional attunement）、情感共鳴（affective mutuality）、心境分享（sharing state of mind）、相互作用（mutual influence），促成共榮的相互認可（mutual recognition）（Benjamin, 1988）。此共榮，不僅存在於人我之間，也呈現於身體與心靈之間。知覺的身體，引發情緒的感知，產生行動（Noddings, 2003）。由實踐自我建立知識自我，於精神生活是一種自我更新（西田幾太郎，1911/1984；黃文宏，2011、2013）。護理人員，透過身體感知產生照護行為（成物），展現「肉身即道」的具體行動；此行動無形中滋養自身，產生更好的自己（成己），促成「道成肉身」的實踐智慧（唐君毅，1991）。

結論

　　感通，源自情境中的心靈，心靈源自身體感知而引動的思緒，顯示心的生動性。在照護場域中，對於情緒的覺察，利於對心所向之境，產生全

體感悟或直覺理解的體用關係。

人性化照護的感通，具有共在、共做、共榮的性質。由於感通是心與境的中介者，一方面由心造境，另一方面由境養心。護理人員對病人處境的感通，對反面者開朗的共在、成己以成物的共做、具體且充實存在的共榮，不僅展現人文關懷，且深化人性情懷。

感通能力的培養，需要藉由境的引發。臨床案例討論的團體，是一個感通的鍛鍊場，不僅在處理照護他人的議題，也可以學習真誠面對自己的情緒，促進德性的涵養，落實性情之教或情緒教育。

誌謝

感謝護理人員與護生提供情境感受，促進生命經驗的反省，以及科技部計畫（編號104-2511- S-010-005）經費資助，蕙婷協助處理資料。

參考文獻

西田幾太郎（1984）。*善的純粹經驗*（鄭發育、余德慧譯）。臺北：臺灣商務印書館。（原著出版於1911）

唐君毅（1986）。*生命存在與心靈境界*（下冊，448頁），臺北：臺灣學生書局。

唐君毅（1991）。人生之虛妄與真實。人生之*體驗續編*（113-133頁）。臺北：臺灣學生書局。

高淑清（2008）。*質性研究的18堂課：首航初探之旅*。高雄：麗文文化。

國立編譯館（2001）。*周易正義*（孔穎達）（582-583頁）。臺北：新文豐。

郭佩宜（2014）。共做的「同理心」：重反／返所羅門群島Langalanga礁湖區的田野工作。於劉斐玟、朱瑞玲主編，*同理心、情感與互為主體—人類學與心理學的對話*（19-67頁）。臺北：中央研究院民族學研究所。

陳特（1996）。心性與天道—唐君毅先生的體會與闡釋。*鵝湖學誌，17*，75-98。

黃文宏（2011）。論日本現代哲學中的「感性論」傾向—以中村雄二郎的「共通感覺」為例。*臺大文史哲學報，75*，217-241。doi:10.6258/bcla.2011.75.07

黃文宏（2013）。論西田幾多郎中期「絕對無」的意義—以〈睿智的世界〉為線索。*臺大文史哲學報，78*，117-142。doi:10.6258/bcla.2013.78.04

黃冠閔（2011）。唐君毅的境界感通論：一個場所論的線索。*清華學報，41*(2)，335-373。doi:10.6503/THJCS.2011.41(2).04

歐美、劉盈君、黃靖淇、招雁翔、李作英、蔣欣欣（2013）。護理人員在護持與承擔中的轉化—以臨終照護反思團體為例。*護理雜誌，60*(3)，31-39。doi:10.6224/JN.60.3.31

蔣欣欣（2006）。*護理照顧的倫理實踐*（39-58頁）。臺北：心理。

蔣欣欣（2016）。照護行動的立場—護理倫理課堂之對話。*護理雜誌，63*(6)，69-76。doi:10.6224/JN.63.6.69

蔣欣欣、廖珍娟、劉盈君（2014）。為人與成己之間—面對他者的照護倫理態度。*護理雜誌，61*(2)，44-53。doi:10.6224/JN.61.2.44

Allmark, P. (2017). Aristotle for nursing. *Nursing Philosophy, 18*(3), e12141. doi:10.1111/nup.12141

Benjamin, J. (1988). *The bonds of love: Psychoanalysis, feminism, and the problem of domination*. New York, NY: Pantheon Books.

Buber, M., Friedman, M. S., & Udoff, A. (1988). *The knowledge of man.* Amherst, MA: Humanity Books.

Carse, A. (2006). Vulnerability, agency, and human flourishing. In C. R. Taylor & R. Dell'Oro (Eds.), *Health and human flourishing* (pp. 33-52). Washington, DC: Georgetown University Press.

D'Antonio, P., Beeber, L., Sills, G., & Naegle, M. (2014). The future in the past: Hildegard Peplau and interpersonal relations in nursing. *Nursing Inquiry, 21*(4), 311-317. doi:10.1111/nin.12056

Freshwater, D., Cahill, J., Esterhuizen, P., Muncey, T., & Smith, H. (2017). Rhetoric versus reality: The role of research in deconstructing concepts of caring. *Nursing Philosophy,* e12176. doi:10.1111/nup.12176

Koehn, D. (2012). *Rethinking feminist ethics: Care, trust and empathy*. New York, NY: Routledge.

Morgan, W. J., & Guilherme, A. (2014). Buber and moral education. In W. J. Morgan, & A. Guilherme (Eds.). *Buber and education: Dialogue as conflict resolution* (1st ed., pp. 91-104). Oxford, UK: Routledge.

Newham, R. A. (2017). The emotion of compassion and the likelihood of its expression in nursing practice. *Nursing Philosophy, 18*(3), e12163. doi:10.1111/nup.12163

Nouwen, H. J. M（1998）。*負傷的治療者：當代牧養事工的省思*（張小鳴譯）。香港：基道。（原著出版於1972）

Noddings, N. (2003). *Caring: A feminine approach to ethics & moral education* (2nd ed.). Berkeley, CA: University of California Press.

Öhlén, J., Reimer-Kirkham, S., Astle, B., Håkanson, C., Lee, J., Eriksson, M., &

Sawatzky, R. (2017). Person-centred care dialectics-Inquired in the context of palliative care. *Nursing Philosophy*, e12177. doi:10.1111/nup.12177

Paterson, J. G., & Zderad, L. T. (1988). *Humanistic nursing*. New York, NY: John Wiley and Sons.

Stankovic, B. (2017). Situated technology in reproductive health care: Do we need a new theory of the subject to promote person-centred care? *Nursing Philosophy, 18*(1), e12159. doi:10.1111/nup.12159

Throop, C. J. (2012). On the varieties of empathic experience: Tactility, mental opacity, and pain in Yap. *Medical Anthropology Quarterly, 26*(3), 408-430.

Vachon, M. L. S. (2001). The nurse's role: The world of palliative care nursing. In B. R. Ferrell & N. Coyle (Eds.), *Textbook of palliative nursing* (1st ed., pp. 647-663). New York, NY: Oxford University Press.

van Manen, M. (1997). *Researching lived experience: Human science for an action sensitive pedagogy*. London, Canada: Althouse Press.

Watson, J. (2003). Love and caring. Ethics of face and hand-An invitation to return to the heart and soul of nursing and our deep humanity. *Nursing Administration Quarterly, 27*(3), 197-202.

Correspondence in Humanistic Care

ABSTRACT

Intersubjectivity is a significant element of humanistic care. However, there is a lack of evidence related to the perceptions of nurses in clinical practice settings. The purpose of this study was to explore the evidence of correspondence in clinical intersubjective caring activities. The van Manen's thematic analysis approach was used to analyze the data, which was obtained from dialogues in small group learning settings. Six scenarios were identified to define the nature of correspondence in nursing care. In terms of reason, ethical relation, and activity, the following three items of correspondence in humanistic care were identified: coexistence through reconciling relationships with the other, cooperation through bringing out (unfolding) and not through putting in (imposition), co-transcendence from actions and reflections. By adopting openness in correspondence, nurses might promote coexistence through being open-minded to their opposite, promote cooperation with their opposite, and promote co-transcendence th rough pursuing authentic existence. The findings showed that correspondence grounded in coexistence, cooperation, and co-transcendence promotes creativity and diversity in caring actions.

Keywords: correspondence, nursing ethics, thematic analysis, humanistic care, intersubjectivity.

第十六章　照護行動的身體感

摘　要

照護活動是以身體行動實踐於世，然而我們時常要求身體執行活動，卻總是忽略身體的主體性。本文目的是探討生活或工作中的身體感，以身心關係的二重結構說明身體與世界的關係，陳述情緒身體在身心關係中的角色，並以對話團體的身體經驗，呈現收視反聽、聽之以氣與鏡照作用，呈現由身體經驗促成的自我導向學習。期能由認識身體主體性，提升照護與教學的品質。

關鍵詞：身體、團體、情緒、教學、照護

絮語：

從在病房做事一直到剛剛坐下來，都是胃在痛的狀態，可是在講完這件事情，然後聽了一輪（團體對話）回來，胃突然不痛了。（271頁）

前言

　　我們總認為身體是聽從理性的指導，產生照護行動的道成肉身，忽略身體是先於思考呈現肉身即道的身體主體性。

　　一位喝農藥自殺而住進加護病房的患者，自訴喘不過氣來且焦躁不安，惡臭味瀰漫整個病室。此時，擔任照護的護理人員內心感到害怕，想要遠離，但她的身體卻是走向病人，執行醫囑給藥的行動，我一邊打藥進點滴掛袋，一邊說出「王先生，沒事了，給你藥物會舒服點。」給完藥後，我的手握著病人的雙手（一切行為都是無意識狀態，當我發覺後，我已經說出那些安慰人的話及安撫他的動作，縱使我的內心是害怕的）（蔣欣欣，2019）。

　　這個案例顯示照護者的身體活動是先於心智思想。

　　本文藉由身體與世界、情緒的身體動姿以及對話的身體，探究身體在照護歷程中的主體性。

身體與世界——身心關係的二重構造

　　身體是我們存在的一面鏡子（a mirror of our being）（Merleau-Ponty, 2002），我們對外的感知，是內在身體經驗的投射對外界的不信任，可能源自內在的不安全感；對世界的經驗，也會內化於身體感知之中經歷創傷事件，使自身處於驚恐的身體動姿或身體姿態模式（postural model of the body）展現我們存在的狀態（Schilder, 1978）。身體動姿受到心靈力量的作用，以離心性或向心性，呈現身體與世界的關係。由疾病角度觀之，離心性是由自身擴及外界，因身體的病變影響生活世界，感染新冠病毒的身體導致生活中的焦慮與恐懼；向心性是由外在環境影響內在，因新冠病毒疫情，使人落入疏離與鬱悶，影響身體或心理的健康。由照護角度來看，

離心性的身體動姿是給出自己的服務，向心性的身體動姿，是反觀自身。

　　身體行為是一種內在生命的自我表現。身體包含深層的身體（習慣的身體）與表層的身體（現實的身體），每個身體行動，必是先行讀取外界狀態，於深層身體主動的、潛勢的先行，之後，活化表層知覺的運作，表層的身體才有被動的、現實的知覺活動，這意味著生理知覺活動之前，已有更深層的感覺發生。表層的身體構造（大腦皮質）屬於體性神經（somatic nerves）系統，掌控運動器官，對應到表層的心靈構造明亮的意識層；深層腦幹與邊緣系統（皮質下中樞）的身體構造，掌管自主神經（autonomic nerves）系統，掌控內臟器官，對應到深層心靈構造的晦暗意識層。在明亮的意識層，是由感覺器官接受外界知覺訊息，透過向心性的迴路，傳到中樞系統，再由大腦發布命令，透過離心性迴路而產生身體活動，呈現身心關係的二重構造（湯淺泰雄，2010/2018）。

　　明亮的意識層顯現心的作用，晦暗（深層）的意識層則是多以身體表達。觀察身體的感知，可以讓晦暗的意識層，逐漸浮出於明亮的意識層（湯淺泰雄，2010/2018）。前述護理人員，在心的意識層面想要遠離病人，但身體已先於意識，握著病人的手。當她反思自身的行動（深層意識層），就豐富且充實其明亮的意識層。

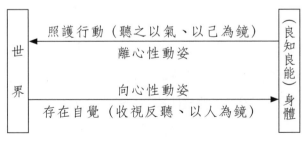

圖16-1　照護行動的身體與世界

執行照護行動的身體，同時具有存在自覺的直觀與照護的行動，顯示身體面對世界的動態姿勢（動姿）（圖16-1）。存在自覺是由世界回返身體的向心性身體動姿，此回歸自身的感性直觀，由身體被動地了解存在的狀態以涵養人性情懷。照護行動是由身體邁向世界的離心性身體動姿，身體主動地進入生活世界的人文關懷。護理人員見到受苦的病人，身體主動給出安慰的話語與行動，展現不學而能的「良能」，不學而知的「良知」。透過無法逃避責任的省察克治、事上磨練，以及事後書寫的靜坐澄心，陶養身心（吳蘭，1986）。

情緒的身體動姿——以身體為師

情緒是覺察身心狀態的重要線索，是介於知與行之間的媒介（唐君毅，1977）。情緒多在晦暗的意識層，是以無法判別的、幽暗的形式潛藏於明亮意識的底層，小部分顯現於意識層，是為明亮與晦暗兩種意識層相互作用的媒介（湯淺泰雄，2010/2018）。掌理情緒的中樞在腦部邊緣系統的杏仁核（amygdala），負責身體神經生理的動態恆定，表現在自主神經系統的交感與副交感神經對人身保護與修復功能，使人不只警醒應對外在要求，也能放鬆回應自身需求，促進心靈和諧（Feldenkrais, 2002/2018）。

情緒的身體動姿，是指由身體的姿態，可以判斷人的情緒或是表達人的情緒，幫助我們意識到內在的情緒主體（情意我）和由外而引發的情感體驗。如面紅耳赤是害羞或憤怒情緒的身體動姿，全身發抖是驚嚇情緒的身體動姿。人也可以運用自己的身體了解別人，或是以深呼吸、運動等方式讓自己平靜下來，或是由身體行動中學習（Beilock, 2015/2017）。

某個正念體驗活動，以「現在呢？」為話頭，體驗身體感的變化，如

肩膀比較緊，鼻子癢癢的不太舒服等，經由話頭的提醒，專注當下，將意念放在身體的感知，使情緒身體（感覺）發生變化，感覺肩膀放鬆，出現自在的存在感（十七章）。顯示身體與心靈的交織，心理抉擇全神貫注於所覺物，不讓抽象思考與理智去盤據意識，使己身成為一個無意志、無痛苦、無時間的純粹知識主宰，此時知識的來源不是外界，而是內在的身體感，當護理人員能覺察自身行動，更能發現身體的智慧。

一、情緒是身體與心靈溝通的媒介

西方精神分析學者習於探究負向情緒，東方哲學則不只關注負向情緒，也注意到情緒使人精神向上提升的正面價值，以及藝術創造活動中安定而昂揚的情緒（湯淺泰雄，2010/2018）。

明朝劉宗周曾說明「喜怒哀樂」的自然情感，具有德性之意涵，「喜，仁之德也；怒，義之德也；樂，禮之德也；哀，智之德也。而其所謂中，即信之德也。」（陳來，2009）。喜、怒、哀、樂分別指涉仁、義、智、禮四種德性，又指出「喜怒哀樂」是心的自然過程，像是四季變化一般正常交替的表現，「自喜而樂，自樂而怒，自怒而哀，自哀復喜」，他認為人心也屬於氣，喜怒哀樂四者永久在交替循環，如同生命沒有停止，心也沒有停止活動（陳來，2009）。

喜怒哀樂的情緒彰顯身體，能有所感，進而我知我有所感，但不知其內容的知（knowing）。處在尚未反思的被動狀態的知，經過意念或意向活動（對話或書寫等），出現語言主動的宣告、公布此感受，產生我知我有所感的內容，進入了解（understanding）（Levinas, 1974/1998）。當外在事物通過感官而進入人心，起初在生活中是模糊不清，透過字語（word）使其能被指認出來（Levinas, 1974/1998）。如同正念活動時，回憶過去一件不愉快的場景，身體出現「像是噁心嘔吐的不舒服感覺」，身

體感覺鮮明地出現於明亮的意識層，促使自身必須面對，得以探察晦暗的意識層。

二、情緒是修養用功之地

　　心念是稍縱即逝，難以把握，但透過身體表達的情感，可以覺察心的狀態，因此情緒是修養用功之地。東方修行的實踐，邁向心身合一的自由，透過心身的合一，體會具有創造性的大我（無我的我）。這個人格的完成，需要通過朝向心靈內部的身體訓練或修行，這與西方哲學著重自己與外在世界的實踐（praxis）不同。雖然西方也有內部實踐的情況，如修道院的祈禱，但這不是西方哲學的主流（湯淺泰雄，2010/2018）。

　　劉宗周對《中庸》的「喜怒哀樂」與《禮記‧樂記》的「喜怒哀懼愛惡欲」做了區分；「喜怒哀樂」出於其自然的德性，所以無法用功；而《禮記》的「喜怒哀懼愛惡欲」這「七者」是對外物的反應，屬於欲，是四氣正常交替發生的變異（陳來，2009）。情，此由外感所引發的變異，在外感的作用下，正常的怒變成忿懥等，就是人的修養用功之地（陳來，2009；蔣欣欣，2019）。忿懥帶著交感神經系統興奮呈現的怒髮衝冠、面紅耳赤、心跳加速、呼吸變快等身體反應。由於此身體反應，使個體覺察到自己所處的狀態，開啟認識自己的進路。當我們能由自身的反應，學習人性共有的狀態，則更能發現病人的困境，以涵容的態度處理病人的情緒困擾及其需求，能達到「不以好惡內傷其身」，因此情緒的修養用功，不僅陶養照護態度，也促進人格的完成（蔣欣欣，2019）。

對話的身體

　　自由談的團體，不預設對話主題的開放性，展現一個「無」的場

所，等待「有」的降臨。當身體處於一個不預設立場的無（蔣欣欣，2015a），就具有收視反聽、聽之以氣、用心若鏡的特性。

一、收視反聽

視覺與聽覺促進身體與世界的互動（Arendt, 1978/2007）。視覺使人易著相於外界的變化，忽略內在經驗；而聽覺則較易由外界回歸內在的感觸。當我們凝神靜聽，不只向外探求，也能朝內省察。

收視反聽，出自晉朝陸機《文賦》「其始也，皆收視反聽，耽思傍訊。」是一種不為外物所驚擾的專心致志，摒除視聽的干擾，沉思而廣納訊息，使精神活躍起來，屬於向心式的身體動姿。

某個護理人員團體，談述凝神靜思後的身體感，

E：剛剛說，我的身體就是我的世界，就覺得最近身體不太好，我的世界好像真的不太好欸。

A：身體不舒服的時候，看什麼都覺得好像很不順、很不爽。

E：世界不好，身體也真的不好。

師：你要說它的不好嗎？

E：我家小孩每天半夜在他自己的床上嘻嘻哈哈，邊睡邊這樣吵了好幾天，連帶我也睡不好，就有點無力感，……從在病房做事一直到剛剛坐下來，都是胃在痛的狀態，可是在講完這件事情，然後聽了一輪（團體對話）回來，胃突然不痛了。

當生活世界改變，身體的感知也不同（胃不再痛）。團體中收視反聽的凝神靜思，心靈的思考，使成員覺察身體與世界（外在情境）的關係，能由客觀界的生活壓力，回到自身，進入主觀界的覺察與反思（注意我的身體告訴我的信息），產生超主客界的內觀、放下（懂得善待自己，調適自己的情緒）（蔣欣欣，2015b），收視反聽的不執著於外相，給自己一

個悠然自在的心理空間。因著存在自覺，得以改善自己的身體狀態。

二、聽之以氣

　　身體經由融合視聽嗅觸味等的共通感覺，產生對世界的覺知（黃文宏，2011）。我們時常認為傾聽是使用耳朵，或是以心聽，但是莊子《人間世》指出傾聽不是以耳朵或心，而「聽之以氣」。耳朵只能聽當下呈現的聲音，只在一種感覺知覺層次；以心聽，是以自身原有的認知概念去理解，受限於自己預設的想法。聽之以氣，是自身進入更大、更深層的場所，以全方位的聆聽，是聽覺、視覺、運動覺等知覺活動同步運作，進入忘我的精神活動，沒有成見與是非利害的靜聽，如同氣的虛空，得以容納萬物。

　　團體中，一位自述是「一個看事情比較外放的人，好像比較不會收」的成員，陳述他的觀察，在這個團體裡面，我看到G其實是一個很穩的人，大家在講的時候，他就會靜靜的，我不知道他有沒有聽，但他的態度讓我感受他就是在聽，聽了之後，突然他就會有一些個人的整理、歸納的東西出來，那個東西讓我覺得他把我們的想法收住。

三、用心若鏡：以己為鏡、以人為鏡

　　以己為鏡，是讓自身成為一面鏡子，映照外在世界，屬於離心性身體動姿。《莊子·應帝王篇》提到「用心若鏡」，指出鏡子對世事回應的方式是，反映現實，不對抗，也不逢迎，隨時放下（陳鼓應，1999）。團體對話的帶領者如同鏡子般映照團體現象（Foulkes, 1984），以不干擾的方式存在著，不干預的引導言說，使團體成員學習少建議、多聆聽。

　　從團體中看老師什麼時候該講話，什麼時候不該講話，然後去引導各個成員講話，讓我學到很多，尤其是無為。無為，真的好像很厲害，我

們其實在做很多事的時候，其實也很希望大家不要干涉我們太多，像這種（帶領者）無爲的態度，好像可以引發我們講出更多自己內心的東西。

團體，如同一個充滿鏡面的大廳，透過成員們的鏡像，進行自我檢視與調整（蔣欣欣，2013）。以人爲鏡，是由他人的經驗，省察自己的作爲，找到自己警惕修省進德之地。由人觀己的反求諸己，屬於向心性身體動姿。當忙碌於見賢思齊、見不賢而內自省，怎會有時間再去責備他人？由觀人而內自省，才能免過而心安（王陽明，2012；吳蘭，1986）。

一位護理主管在團體對話中，省察使用「疏失本」糾正新進人員的策略，進而思考專業養成教育。

在護理的養成教育裡面，常常都是直接給人一個負面評價，……好像我們一開始就很怕被別人拖累，然後覺得人家不夠好，所以我必須要做一些事情讓他變好，而不是先肯定他，覺得你可以做到，我也可以做到，我們兩個一起做，就會做得更好。這一段話，引發教學方式影響學生自信心的討論，反省到教學是否過於重視已存知識，是否忽略行動當下的實踐智慧。

結論

不預設立場的團體對話，是一個虛而待物的情境，因爲團體本身的空無，才能承擔與護持行動的身體。身體是被觀察者，也是觀察者。照護行動的身體，不只是一個照顧的施作者（行），也是照顧的省察者（知）。由介於知與行之間的情緒，在明亮意識層修養用功，可以開顯深層的身體之晦暗意識層，展現心之作用。

由場所中的無（不預設立場），讓身體的眞情自然流動，構築出場所中的有（眞情）。在無的場所，收視反聽的向心式身體動姿、聽之以氣

的離心式身體動姿、以及往返於身體與世界的用心若鏡，產生行動前反思
（身體感）、行動中反思與行動後反思，反思，不只是心靈的活動，也具
有身體性。現實身體的反思行動，豐富明亮的意識層，而不再受限於習慣
的身體，使行動者得到自信、自證、自悟。團體對話導引「動中覺察」的
身體感，具有促進照護者良知良能的教化功能。

參考文獻

王陽明（2012）。*傳習錄注疏（鄧艾民注）*。上海：上海古籍。

吳蘭（1986）。*王陽明教育思想之研究*。臺北：臺灣中華書局。

唐君毅（1977）。*生命存在與心靈境界*。臺北：學生書局。

陳來（2006）。*有無之境—王陽明哲學的精神*。北京：北京大學。

陳來（2009）。*宋明理學*。臺北：允晨。

陳鼓應（1999）。*莊子今註今譯*。臺北：商務。

黃文宏（2011）。論日本現代哲學中的「感性論」傾向—以中村雄二郎
　　的「共通感覺」為例。*臺大文史哲學報*，*75*，217-241。https://doi.
　　org/10.6258/bcla.2011.75.07

蔣欣欣（2013）。*團體心理治療*。臺北：五南。

蔣欣欣（2015a）。自由談的督導團體運作—精神衛生護理人員的經驗。
　　護理雜誌，*62*(3)，41-48。https://doi.org/10.6224/ JN.62.3.41

蔣欣欣（2015b）。團體對話中的自我反思—精神衛生護理人員的經驗。
　　護理雜誌，*62*(4)，73-81。https://doi.org/10.6224/ JN.62.4.73

蔣欣欣（2018）。身體感知：正念團體的反思。*中華團體心理治療*，
　　24(2)，23-30。

蔣欣欣（2019）。*倫理手藝：照護者的情感與行動*。臺北：五南。

湯淺泰雄（2018）。*身體論—東方的心身論與現代*（黃文宏譯注）。新竹：國立清華大學。（原著出版於2010）

Arendt, H. (2007)。*心智生命*（蔡友貞譯）。臺北：立緒。（原著出版於1978）

Beilock, S. (2017)。*身體的想像，比心思更犀利：用姿勢與行動幫助自己表現更強、記得更多與對抗壞想法*（沈維君譯）。臺北：大寫。（原著出版於2015）

Feldenkrais, M. (2018)。*成爲有能的自己：探索自發性與強迫性*（易之新譯）。臺北：心靈工坊。（原著出版於2002）

Foulkes, S. H. (1984). *Therapeutic group analysis*. London, England: Maresfield Reprints.

Levinas, E. (1998). *Otherwise than being or beyond essence* (A. Lingis, Trans.). Pittsburgh, PA: Duquesne University Press. (Original work published 1974)

Merleau-Ponty, M. (2002). *Phenomenology of perception*. New York, NY: Taylor & Francis.

Schilder, P. (1978). *The image and appearance of the human body: Studies in the constructive energies of the psyche*. New York, NY: International Universities Press.

Subjectivity of Body in Nursing Practice

ABSTRACT

Although it is the lived body that performs caring actions, we regularly neglect the subjectivity of our bodies. The aim of this paper was to explore the relation between the lived body and the world, emotions as a mediator between body and mind, and the embodiment of group dialogue. 'Embodiment of group' includes listening to the inner voice, listening from the context, and using the mind as a mirror in order to promote self-directed learning. Achieving understanding the subjectivity of the body may significantly improve the quality of nursing care and clinical teaching.

Key Words: body, group, emotion, education, nursing practice.

第十七章　正念活動的身體感知

摘要

　　本文是以臨床教學的正念活動，說明身體與心靈的連結。引用湯淺的身體論，探討身體的主體性與客體性、行為的直觀、當下的身體覺知，以及修練自身的倫理覺察。

關鍵詞：身體感知、正念、經驗性團體

絮語：

　　他們（學生）有這樣子的覺察能力……好像就是有一把鑰匙，但是你要不要用，這是你自己的事情。這表示，你有這個能力可以學習去照顧自己，而不只是一直在照顧別人。（283頁）

前言

　　現象學家梅洛龐蒂曾以自身交握的雙手，由握住與被握之觸感，說明身體的雙重感覺（double sensation），指出身體不僅是被觀看者，也是觀看者。因此，身體是觀看的主體，也是被觀看的客體。這個存在於身體的現象，也指涉一種心靈的境界。日本學者湯淺引用此觀點說明身體與世界的關係，人藉著身體主動地與世界發生關係，又經由身體感性的直觀，而被動地了解世界事物存在的狀態。他由生理與心理層面指出身體與心靈的二重結構，身體層面是大腦皮質與皮質下中樞，心靈層面是感覺、思考與感情。大腦皮質掌管感覺運動神經系統，如身體之四肢，可以隨自由意志活動；由皮質下中樞的間腦或邊緣系統負責的自律神經系統，是無法由意志控制，其分布於內臟器官，而內部知覺的內臟感覺與情緒作用有深刻的關係。而內臟感覺是比運動感覺模糊，又不易掌控（湯淺泰雄，1990/2018）。

　　日常生活中，人依感覺、思考、情感三者進行活動，以直觀的全體綜合，把握住自己與世界的存在關係。此行為的直觀區分為身體知覺的感覺直觀（sensitive intuition），以及心理活動的智性直觀（intellectual intuition）（湯淺泰雄，1990/2018）。

　　正念或靜坐冥想的團體，呈現覺察自我的調身、活在當下的調息、「不評斷」的調心。經過此調身、調息、調心的行動，可以產生自我關注（釋宗白、金樹人，2010）。正念或是靜坐冥想，透過有意識的呼吸，調節身體與心靈的和諧，以身體的鍛鍊，矯正心靈存在的樣式。修行中，身體是比心具有更優越的位置（湯淺泰雄，1990/2018）。關於呼吸能夠調節身心和諧的機制，是基於呼吸器官同時受到自主神經系統與中樞神經系統的支配，呼吸訓練開啟由意識（中樞）控制自主神經機能的通路，促成

「用身體來思考，也用心靈來行動」的狀態（Zarrilli, 2009/2014；湯淺泰雄，1990/2018）。

本文旨在探討護理人員於正念活動，呈現的身體與心靈交織狀態。

正念活動簡介

此活動引用以「現在呢？」作爲提示語的正念工作坊，將之應用於精神衛生護理學臨床教學的團體，此團體成員爲23人，包含：帶領者HH、協同帶領者TQ、8名臨床教師，以及13名陽明大學四年級的護生。內容包括大團體的正念活動、學生團體（SG）與教師（觀察員）團體（TG）的分組活動，共計兩小時。會前說明活動的流程：

　　1.回想一個難過的事。

　　2.閉上眼睛體驗此刻身體的感覺。

　　3.注意力放在這感覺。

　　4.（1-2分鐘後）詢問：現在呢？（重複）

大團體的正念活動開始前，先做暖身活動（平甩功、靜坐）。團體初期，邀請所有團體成員兩人一組進行活動，「體會一下我們身體的感覺，一個人發指令，另一個人擔任體驗者，然後再交換角色。」強調發指令者要給體驗者一些時間醞釀，才能再詢問「現在呢？」也提醒體驗者專注於自己的感知。活動開始之前，帶領者與協同者先行示範。

正念活動結束後，進行學生團體與教師團體（先觀察學生團體）兩階段的反思活動。以學生團體之陳述，說明身體的主體性與客體性、行爲的直觀；以教師團體及反思書寫，說明身體覺知及修練自身的覺察。

一、身體的主體性與客體性

正念活動結束，學生團體先做分享。有位學生具體地描述了身體感覺的變化，也顯露了身體的「主體性」。

好像身體的感覺不能自己控制，它會換來換去，你也沒什麼辦法去調整。（SG0708O）

另一位學生則聚焦在控制感，顯示出身體的「客體性」。

我剛才覺得胸間悶悶的，發現自己其實呼吸有點快，可是在吸的時候，覺得那個悶的感覺會消失，……漸漸不舒服會慢慢變少。（SG0708W）

二、行為的直觀

行為的直觀意味著，身體與世界的關係時常是基於直觀。帶領者以提問引導由身體進入理知，「這樣的身體現象教我們什麼？你們有什麼想法？」試圖由身體知覺的感覺直觀，帶入心理活動的智性直觀。有位學生提到，意識到專注身體感覺的當下，可以放下對過去情緒的執著。

如果把注意力專注在自己身體的話，其實就比較不會去想難過的事情，之後再跳回去的時候，情緒會比較緩和一點。（SG0709V）

另一位學生指出，身體的反應是最真實、最直接的，可以藉此處理情緒。

身體的感覺是還滿誠實的，而且比較容易被察覺到……有時候，可能你遇到一些事情，你可能覺得沒什麼，但其實你是很難過的。那時候，如果你發現身體的感覺跟平常不一樣，或許可以幫助我們去回想，然後處理那件事情。（SG0709R）

接著，帶領者連結此身體活動與當下的實習，做出提問，開啟師生們關於身體感覺與心智狀態的對話。

Y：也許你在照顧精神科病人上，可能他的一句話或是哪個舉動，默默的已經可能是傷到你了，可是那時候的你並沒有自覺，然後就順著這個情緒，完成一天的事情。

HH：剛剛Y提的是一個反省的功課……我們常常會反省事情，可是常常忽略我們的身體……你只有去跟它在一起，試試看去體會你自己的身體，它才可能會有變化。

U：Y的想法跟我有點像，剛剛在這個活動中，自己想難過的事情時，體驗一下身體的感覺……我覺得就是可以藉此來發現自己可能有受傷，或者是難過。然後，不只給對方一點體諒，也給自己一點體諒。

HH：重要的是要體諒自己……就像頭痛的時候，不是去對抗你的頭痛，而是我知道你在痛，對不起，我沒有好好照顧你，讓你這麼痛，類似這樣子照顧自己。

T：我想到個案的媽媽跟我說，當初只知道帶女兒去推拿，責怪自己沒有意識到（女兒）是心理造成身體的不舒服。所以，老師說，可以跟媽媽說，她其實沒有做得不好（調整身體助於改善心情），這個活動體會到，原來心理也真的影響身體的感覺。

HH：心理會影響身體的感覺，身體的活動也會影響心理的變化。（SG0709-11）

教師提醒身體的感覺直觀，影響心情。學生逐步清楚自身以及家屬的處境，能夠體諒自身與關懷家屬。

三、當下的身體覺知──「現在呢？」

教師團體的分享提到，正念活動時，重述「現在呢？」三個字所開啟的經驗領域，包括身體的記憶、身體在說話、身體回到當下。

一直以為這些情緒我已經處理好了，可是藉由今天的活動，才發現其

實沒有，我的**身體記得**，當我回想起這件事的時候，它（身體）就是自然而然的反映這件事……。覺得「現在呢？」這三個字非常特別，有一個很神奇的力量，把當時的我帶入了一點自己的想法跟理智，我那時候告訴自己，這些過去了。（TG0711TL）

他在跟我講「現在呢？」的時候，其實我心裡很生氣，因為我覺得我在訴苦的同時是在重新整理……可是到後來就覺得「現在呢？」有個神奇的地方，是**身體在告訴你事情**……我沒有把時間留下來照顧自己，反而是我不停地在照顧別人，不管是認識的、不認識的，把自己淘空殆盡。（TG0712TM）

體驗身體感覺的時候，……時空好像回到了過去一樣，就覺得身體的感覺是一種跟過去的連結，那時候的不舒服是有點像是噁心嘔吐的感覺……。「現在呢？」的時候，就是會讓我有一種又**回到了現實**，腳又踏上了現在的這個地板的這種感受。（TG0715TA）

四、修練自身的倫理覺察

倫理覺察是對人與人之間存在的時間性與空間性的觀察。基於身體具有的感性直觀，由身體感覺、情感，思考自己的行動，調整自身與世界的關係。身體是心靈的鑰匙，找回身體的感覺，助於解開情緒的枷鎖（Caldwell, 1996/2004）。除了覺察自己對待自身的方式，也能反省教育的意涵。

護理教師在團體活動中，意識到自身的身體感覺，情緒狀態，指出由身體感進入自我修練的途徑。

情緒是很容易覺察的，但情緒所帶來的身體變化卻是需要時間好好靜下心來覺察，透過這次的團體，讓我有機會可以靜下心來感受自己的身體……雖然自己已有這樣的覺察，但是要做自我療癒真的是知易行難，還

是要提醒自己要對自己好一點。（TR0701TW）

　　教師觀察到學生在團體中當下的身體覺知，省察當前的護理教育。

　　他們（學生）有這樣子的覺察能力……好像就是有**一把鑰匙**，但是你要不要用，這是你自己的事情。這表示，你有這個能力可以學習去照顧自己，而不只是一直在照顧別人，因為從南丁格爾開始，護理教育一直被教導的就是要燃燒自己，照亮別人，但這太苦了，苦行僧不符合我們現代……自己都沒照顧好，怎麼照顧好別人呢？（TG0717TL）

結論

　　本文引用湯淺的身體論，以臨床教學的正念活動為例，說明身體的主體性與客體性、行為的直觀、當下的身體覺知，以及照護自身的倫理覺察。

　　正念活動是由回想難過的經驗到身體感覺的覺察，成員發現身體具有難以掌控的主體性，以及透過專注呼吸調整客體性的身體；透過對身體經驗的省察，引導進入感覺直觀與智性直觀，意識到自身與心靈的關係，以及其在照護行動的意義；正念活動時，重述「現在呢？」三個字，開啟身體的覺知，體證出身體的記憶、身體在說話、身體回到當下。並且，由身體感的覺察，促成一種透過身體知覺的體知型反思（蔣欣欣，2015），走入照護行動的倫理覺察。上述現象顯示照護倫理的覺察中，身體是比心具有更優越的位置（湯淺泰雄，1990/2018），源自體知的照護行動，是身心一如的修行，有待努力開展。

　　情緒，是身體與外界的交流。不安的情緒是不安於現狀，卻又找不到出口。若以生理的角度解釋，不安的現象是外在的激發，使身體感覺到產生某種由外而內的向心性感覺迴路，但此感覺迴路卻無法由離心性的運動

迴路加以表達出來，所產生的內在擾動。

促成內在擾動或不安的壓力源，有精神性的東西，也有物質性的東西（湯淺泰雄，1990/2018）。以正念活動處理內在的不安，一方面是調整身體、專注呼吸，減少物質性壓力源。另一方面，藉由進入團體互動情境中，透過話語描述自己的想法、感覺與感受，標示出這些內在的不安，能夠協助了解自己、同理他人與擁有更令人滿意的關係（Cohen, 2011）。團體中的身體，引發成員對身體感受的覺察；團體中的言語，澄清身體經驗與個人的思緒，引發內斂、不逃脫的自己開始運作。身體與言語交織下的生命觸動，進入自我啟示的悟（蔣欣欣，2012）。

身體提供許多訊息，幫助我們了解當下感受，發現自己的限制，進而放下執著，才能依據真實回應世界。團體帶領者於團體對話之中，若保持對身體感的覺察，運用身體提供的訊息，可提升引導團體的能力。當團體帶領者，面對團體成員的挑戰時，意識到自己身體的緊張度，觀看自身的狀態，利於回到空無的狀態，穩定自身，才能跟隨團體的意識流，關注到成員的不安（Cohen, 2011），促進團體的運作。

誌謝

感謝護生與護理臨床教師的參與、黃文宏教授提供文稿的意見，以及科技部的經費補助（MOST106-2511- S-010-002-MY2），巧婷協助資料整理。

參考文獻

湯淺泰雄（2018）。*身體論——東方的心身論與現代*（黃文宏譯）。新竹：清華大學。（原著出版於1990年）

蔣欣欣（2012）。經驗性團體中的身體感。*中華團體心理治療，18*(1)，3-8。

蔣欣欣（2015）。團體對話中的自我反思—精神衛生護理人員的經驗。*護理雜誌，62*(4)，73-81。

釋宗白、金樹人（2010）。止觀、無住—「禪修正念團體」對實習諮商心理師自我關注與諮商實務影響之初探研究。*教育心理學報，42*(1)，163-184。

Caldwell, C.（2004）。*身體的情緒地圖*（廖和敏譯）。臺北：心靈工坊文化。（原著出版於1996）

Cohen, S. L. (2011). Coming to Our Senses: The Application of Somatic Psychology to Group Psychotherapy. *International Journal of Group Psychotherapy, 61*(3), 396-413.

Zarrilli, P.（2014）。*身心合一：後史坦尼斯拉夫斯基的跨文化演技*（馬英妮等譯）。臺北：書林。（原著出版於2009）

Embodiment: Reflecting on the Mindfulness Group

Abstract

This article adopted Yuasa Yasuo's theory of body, and took the activity of mindfulness in clinical teaching as an example to illustrate the subjectivity and objectivity of body, the intuition in behavior, body awareness, and the ethical awareness of caring one's self.

Keywords: embodiment, mindfulness, experiencial group

第十八章　社會劇的人際互動

摘要

　　社會劇是以即興劇的形式，處理個人心理社會經驗的相關議題。本文目的在探討社會劇課程中互為主體的人際互動。以主題分析方法，找出母女關係、代間傳遞、同事關係及自我關係四個互動面向，說明社會劇課程中人際關係的變化。母女關係，指出映照真實的自己，及學會去耐心等待；代間傳遞，提及對家庭傳承的警覺，與對自身行動的警醒；同事關係，呈現由不舒服引發反省，及不評斷後的理解；自我關係，包括有感受的自覺，及活在當下。真誠地為己、為他設身處地的面對生命，利於自我突破關係的困境。

關鍵詞：社會劇、互為主體、人際關係、自我覺察

絮語：

　　我覺得當媽媽都會碎碎唸，發現我跟我女兒的對話是從碎碎唸開始：妳功課做了沒？妳洗澡了沒？……剛聽（大家的經驗）想說，我跟我女兒的對話，是不是可以由不同的話題開始。（294-5頁）

前言

一、社會劇的元素

　　社會劇（social drama）是以即興劇的形式，探究個人心理或社會經驗的相關議題。過程中，採用一些心理劇的技術，如雕塑、替身、獨白、發聲、角色反轉等。課堂中社會劇的展演，需要導演（教師），促進劇場的演出；平面教室，作為劇場空間；參與者（學生），分別擔任主角、輔角、觀察者、場記。社會劇進展的過程，包括事前籌劃、暖身（導演本身及團體）、發現團體主題、設定團體景象、建立行動、開始行動、展開行動、結束分享八個階段（Wiener, 1997; Wiener, et al., 2011）。在社會劇的投身與他人互動，跳脫認知層面的思考，進入更深層的情緒與感覺的體知（Baile, & Walters, 2013; Haleem, & Winters, 2013）。藉由社會劇的運作，使學習者體會到知識的產生，不只來自抽象理論的思辨，還有具象身體經驗的實踐（蔣欣欣等，2014）。

　　社會劇是以靈活的、創造性的、自發性的團體，探索生活對我們身體系統的影響，此理論源自1946年J. L. Moreno的教學，用於衝突管理、解決問題、角色培訓及未來的規劃等等（Browne, 2011）。其重要的元素是行動導向（action-oriented），培養組織團隊、處理社會議題、角色學習或省察團體內的角色，以促進溝通、凝聚、創意與成長（Browne, 2011; Sternberg, & Garcia, 2000; Wiener, 1997）。社會劇不同於心理劇，不涉及個人孩童時期的創傷經驗，而是重視當前個人與他人互動的困境。將之應用於醫護教育的案例討論，是以空間、演出、想像與現場互動，模擬真實的社會場景，不同於傳統醫護教育中陳述案例的討論。社會劇的創造性與自發性，能夠訓練學生的溝通技巧、自我省察、學習同感與臨床實

務（Baile & Walters, 2013; Haleem & Winters, 2011; Jones, 2001; Oflaz et al., 2011）。

二、社會劇的功能

社會劇提供成員自發性表達經驗的場所，這自發性的、自由意識的選擇，比起侷限設定角色行為來得重要，導演催化成員演出內在行動（action-insight）是影響成效的重要關鍵（Wiener et al., 2011）。如同自由談的團體，使成員因體驗而領悟，因導引而自明（第十一章）（Foulkes, 1984），使內在深層的創傷，得以療癒（Leveton, 2010）。

社會劇是訓練多元人際關係互動的發展，開發感覺（sensation）、思考（thinking）、感受（feeling）以及直覺（intuition）的身體功能，解決內心的糾葛。社會劇如同真實社會的縮影，演劇活動促成自我與他者的相遇與對話，我與他者的相遇，跳脫自我思考的侷限，產生多元性與多層面的對話（Foulkes, 1984）。

本文旨在探究社會劇課程中，學生的自我覺察以及人我間關係的變化。

研究方法

本研究取材自2015年於護理學系新開設的「社會劇」，此為一學分選修課程，每兩週一次之週四下午，每次團體進行兩小時，除了課程簡介，期末討論報告之外，總共六次由授課教師帶領社會劇的實作（詳見表18-1）。由一位觀察員，協助記錄活動內容。

一、研究對象

本研究參與成員共11位，5位為護理學系三、四年級，6位為在職進修

護理碩、博士學生。僅1名男性，年齡平均爲31.4歲，其中4位已婚，7位
未婚。

二、資料蒐集

　　課程在平面教室進行，蒐集六次團體對話紀錄以及課後心得作業。每
次活動從五分鐘的靜坐開始，讓成員將注意自身的身體感受。接著進入主
題討論，或是從自由談（free-floating discussion）的內容展開。之後，則
由帶領者引導眞實生命經驗的演劇，演劇結束後進行分享與討論。在活動
結束前，帶領者歸納該次活動，產生當次的主題。六次團體活動內容、主
題及議題歸納，見表18-1。

表18-1　社會劇活動內容

次	日期	活動	主題	人際關係
1	2/26	最近的困擾	組員的擺爛	同儕
2	3/12	感謝生命中的貴人	感恩與求和	同儕／母女
3	3/26	與祖先對話	命定與警醒	代間
4	4/9	十年後對自己的想像	未來與現在的自己	自我
5	4/23	造句「我不是在責怪你，我是……」	由他人到自身	母女／同儕
6	5/7	回顧	碎碎念的你與我	母女／代間

三、資料分析

　　本研究以「主題分析」方式整理資料（Benner, 1994），包括相關的
語句或情境過程的反覆思索、交叉比較；由形成的主題，找出範本案例

（paradigmatic cases）；並由另一研究者進行同儕檢視和修正。引用對話的編碼中，SD代表社會劇（sociodrama），中間四個數字是團體的日期，之後的數字是逐字稿的頁數。為維護個人隱私，文中分別以不同字母代表成員，以T代表帶領者。

研究的嚴謹度方面，帶領者本身具有相關訓練以及豐富的帶領團體的經驗，促進資料的確實性（credibility）；每次團體結束後完成團體紀錄逐字稿，並將團體摘要予成員閱讀，檢核歸類主題及內容合適性；整個研究過程，定期討論，採取厚實的資料（thick data）與同儕審閱（peer review），並重視研究對象的主觀經驗與真實世界，增加研究的可證性（陳月枝，2000；Benner, 1994）。

四、研究倫理的考量

本研究倫理考量內容包括：團體帶領者具備人體試驗委員會規範之受訓合格性；研究人員皆具備相關人體試驗委員會受訓資格，及團體會談之技巧課程訓練；團體成員知情同意；確認所有資料的匿名性；建立團體規範，包括保密之承諾，團體成員可以中途停止參與會談，不影響其任何權益等。

研究結果

此社會劇課程，呈現四種人際關係的覺照（表18-2）。

表18-2　人際關係的覺照

人際關係	互動內容
母女關係	映照真實的自己 學會耐心等待
代間傳遞	家庭傳承的自覺 自身行動的警醒
同事關係	由不舒服引發反省 不評斷後的理解
自我關係	感受的自覺 活在當下

一、母女關係

（一）映照真實的自己

社會劇中扮演的角色，映照著生活中的自己。在第五次團體「我不是在責怪你，我是……」的角色扮演，扮演女兒的成員C提出想搬離家，但媽媽不允許，此場景讓飾演媽媽的成員J，體驗到自己女兒的苦悶，反思自己面對女兒的態度。

成員J提到，我剛用盡我所有的方法演一個很糟糕的媽媽，我就是要激怒那個學妹，因為她要住宿，我不讓她住宿，她終於被我激怒了。……她就是有點生氣了罵我一兩句，可是她接著又講一下，「可是我不敢這樣跟我媽講話。」……很有趣，一個乖孩子，有點壓抑。想想我自己也是媽媽。

團體持續的討論後，成員J回顧自身的生命經驗，對成員C說出自己的作為。

當你（成員C）覺得這個媽媽非常難溝通的時候，妳要不要突然跟她

講一句話,「媽媽妳是不是在試我耐心有多少,我有多愛你,所以妳才這樣子」,有時候我不知道你們,我還是得承認我自己是媽媽,有時候我會這樣試我女兒的耐性。(SD042313J)

(二)學會耐心等待

以靜聽取代直接指責的學習,出現在第六次團體中成員J的分享,她提到開車送女兒們上學途中,當兩個女兒爭執時,嘗試忍住自己的脾氣,

大女兒覺得妹妹比她慢兩分鐘上車,會害她遲到,她就在路上一直訓妹妹,「妳遲到會怎樣嗎?妳知道我遲到會怎樣嗎?」……,以前我可能會生氣……這次我一直到她下課line她,我問她,「妳今天遲到嗎?有沒有很慘?被罰跪嗎?」……目的讓她知道妳根本沒遲到,妳到底在兇什麼。(SD05077)

二、代間傳遞

回顧親人長輩的話語以及彼此互動情境,產生自覺與警惕。

(一)家庭傳承的自覺

第三次團體的活動是「與祖先對話」,喚起家庭經驗。角色扮演後的心得分享,成員發現由外公與母親,或母親與自身的代間關係。成員F提到她的外公經常提醒媽媽「女人要認命」的訓示。

每次講到傷心事情的時候……,她就覺得很多事情是要珍惜,是一種命,不要怪外公,也不要怪先生,很認分地過日子……這句話居然一直在我媽媽腦海裡產生一股力量,所以我覺得一句話對一個人的影響有時候是一輩子,甚至她的下一代都還會聽到過世的人講了什麼話。

成員E,意識到人的行為模式在代間傳遞著,她提到,我們即使看不慣父母親的某些行為,深感以後不要像父母一樣,但發現日後自己的行為

與父母是如出一轍。

　　小時候會想說，我長大一定不要像我媽這樣子罵我之類的，或是媽媽情緒管理不好，可是現在長大就有時候情緒不好，那一瞬間就會覺得其實我跟媽媽很像，像現在爸爸越來越老，就跟阿公越來越像（大家笑），……原生家庭真的不可避免地影響一個人很重，想改也改不太掉，因為那個影子會不知不覺就浮出來。

（二）自身行動的警醒

　　教師的自省，引發學生的內觀。第六次團體的生活回顧，帶領者先分享身為教師，常提醒自己要減少碎碎唸，開啟了「碎碎唸」的話題。包括碎碎唸的關懷、溝通，或是改變。

　　碎碎唸，表達著彼此的關懷，成員L提到，我媽媽對我的碎碎唸，很煩真的很煩，……。前兩天回家，中午看到她還在房間睡覺，想說平常她很少睡到這麼晚，我去叫她，看起來體力也很差。突然想到有一天我媽不再碎碎唸的時候，才是應該難過的時候……，這種碎碎唸有時候也是一種幸福，表示她功能很好。

　　成員I，之前我媽都會一直碎碎唸我，一直唸，可是**我發現這幾年變成我在唸我媽媽**，像昨天她得流感，我就說妳吃藥了沒？妳有沒有喝水？……碎碎唸其實也是母女之間一個很好的溝通。（SD050711）

　　接著，成員G與K也反省自己的現況，興起改變碎碎唸的想法。

　　成員G，像我媽媽也是有碎唸的毛病，可是我發現我生小孩之後，我也有這個毛病，透過大家的分享，會覺得很多問題都是出現在溝通，有時候我也會碎唸我兒子，他會講說知道了，不要再說了，現在我就會停止，因為我覺得再唸下去，他也不開心。（SD05079）

　　成員K，我覺得當媽媽都會碎碎唸，發現我跟我女兒的對話是從碎碎

唸開始：妳功課做了沒？妳洗澡了沒？……剛聽（大家的經驗）想說，我跟我女兒的對話，是不是可以由不同的話題開始，……像我們對話都是從提醒，那提醒就變成碎碎唸，有沒有可能換個話題開始。

三、同事關係

（一）由不舒服引發反省

以第三者角度，觀看角色扮演所引發的身體感，促成自我覺察。第五次團體，「我不是在責怪你，我是……。」的活動中，其中一組是學姐指責學弟的角色扮演，提供情境的學姐I，在角色互換之後，因著讓自己震撼的身體感，而有了改變自己的決心。

成員I，當我以第三者角度看著輔角對著主角怒吼、咆哮時，我感到被指責一方的不舒服感，從主角的角度看著輔角的表情，我才驚覺，在他的臉上，我看到以往對著他人怒罵的我，原來是這樣的可惡和可憐。即使我過去會在指責完後反省，但沒有當場感受的震撼，這樣的身體感受遠比過去自己在腦海中反省更為真實，我開始改變自己的講話技巧和態度。

（二）不評斷後的理解

演劇活動形成的體知，引導自身的工作態度。第六次的團體，成員F提到身為護理長，在此課程學習到多一些中立的思維來理解同事的互相指責。

成員F，以前我容易覺得這兩位資深學姐常會自作主張，我當下的想法是有點生氣，怎麼沒有跟我講？……可是我就想到我們在「感恩求和」那堂課，有一次提到不要評斷，後來就告訴自己不要評斷，因為我都還不知道發生什麼事，……。因為不評斷，才有機會了解兩位資深學姐的難處，她們都覺得現在的新人讓他們很氣，……學妹已經習慣就不管多

晚，就打電話給人家，我就突然發現，原來我自己得到這麼大的幫助。
（SD05078）

四、自我關係

（一）感受的自覺

感受的自覺，包括在意他人的眼光，或是團體後自身的覺察。接納他人的不同觀點，發生在第二次「感謝生命中貴人」。一位成員提到因為工作晉升而與好友決裂，見到對方用力地關門，時常不知如何是好。團體演出後的分享時，成員C發現自己因太在意他人而忽略自己，她提到，

她之前會有大動作，宣洩她的情緒，可是這樣宣洩情緒也太大了，……不如我們把話說開就好，不用太揣測，不用把九成的重心都放在她身上，自己只留一成，想一下，我真的有做錯嗎？我沒做錯啊，或是我有錯，沒有注意的話，那沒關係妳跟我講啊！我覺得可以談開比較好。（SD0312）

團體後的覺察，成員I分享自己被指責的不適感，她在課後心得書寫提到，在社會劇的流動中，我感受到面對「空」的情境中，我的感情更容易傾洩而出；對著眼前的虛構爺爺，發現討厭感受後面的真實；我在別人的未來藍圖中，看到10年後的自己；我在憤怒的指頭下，感受我在指頭下的不適。

（二）活在當下

由對未來或過去的想像及角色扮演，回返當下。

第四次活動是「十年後的自己」。團體分享時，大學四年級的成員A提到，十年後真的不知道自己會變怎樣，可能每次遇到一些事情想法就會改變，所以十年後到底會遇到什麼事情我覺得很渺茫，比較希望是期望

自己可以變成怎樣，可是期望自己說不定我現在就可以做到，那爲什麼我現在不去做？在畢業的謝師宴活動中，A加入以前不會參加的班級舞劇表演。

第三次「與祖先對話」的團體活動中，大學四年級的成員G省察自己的生命價值，我在想如果我死去……，我會想，以後會有人懷念我嗎？我有什麼可以讓人懷念的事嗎？

討論

社會劇的導演，促發成員演出內在行動（action-in-sight），從暖身（warm-up）到共創（co-create）的活動（Westberg & Kristoffersen, 2011; Wiener et al., 2011），成員能夠眞實的爲己、爲他設身處地的體會（身心感受）與表達（願意說出），在團體中動態的演出與對話，每位成員擔任主角、替身或旁觀者，從替身（double）、鏡觀（mirroring）、角色交換（role reversal）呈顯人際關係的自我覺照（Barros, 2011; Lima-Rodrigues, 2011）。

一、社會劇與人際關係

透過人與人的互動，出現眞誠投入與有意義的生命對話，激盪出自我覺察生命存在的意義（蔣欣欣，2015a；Platzer et al., 2000）。社會劇的主角提供一個心理困擾的場景，此時成員想像力與創造力不斷在交織著，帶領者（導演）注意回到說話者的經驗自身，不是提供建議，而是促進參與者彼此的激盪，透過演劇面對創傷的心靈，使療癒生成（Leveton, 2010）。女兒與母親相遇的劇中，母親看見女兒的委屈，而女兒發現媽媽有著被愛的需要。各自從彼此的對話中，發現未被注意的部分，從他

人身上發現自己從未被注意到的部分（蔣欣欣，2015a; Cherin et al., 2001; Yalom, 1995）。

社會劇中將被擱置的過往經驗，被當下的情境喚醒，因著角色轉換，創造一個新的心智。當孩子的演母親，當部屬的演長官，得以由雙重觀點作出自發性的對話，這時的反思，促成人際關係有了重新的發展（Blatner, 2011; Lima-Rodrigues, 2011），因此，主角從抱怨轉化出體諒，晚輩為長輩代言並做出傾聽與理解，顯示社會劇訓練人性發展之效（Barros, 2011）。

二、社會劇與身體感

社會劇是透過演出行動的身體感覺與知覺活動，促發主體反思其生命經驗。身體感覺可以引導我們了解心理的狀態（Merleau-Ponty, 2002），而情緒也以身體姿態模式（postural model of body）表達出來（Schilder, 1978）。從對話中發現自我經驗的潛在視角，當潛在視角被喚起時，得以觀看過去遭遇的經驗，或是未來的期待。「代間傳遞」的案例，從其他成員對於祖先的對話中，引發回想到自身面對壓力的反應複製著前人的作法。

對外的感知，是內在身體的投射，對世界的經驗，也會內化於身體。透過演出生活中與母親溝通的挫敗與難過，開啟自我的深層想法。在對話中所經歷的經驗，發展出新的對話，改善真實生活中母女關係。

人的存在是結合著原有的身體意象，同時也不斷地脫離身體意象的固定性，因而產生轉化的動機（Schilder, 1978）。當我們要認識所處的世界，需要回到身體知覺，知覺是身體與心靈交會之處。知覺透過我的身體來組織及與世界打交道，經歷著人的有限限定與無限超越（岳璐，2009）。社會劇中扮演的當下，連結自己的經驗，產生對未來的推想與開

啟，這種對話不是試圖把自己的態度或意見加諸別人身上的干預（imposition），而是幫助他人發現自己的性情、體驗自己的開顯（unfolding）（Buber et al., 1965）。

三、社會劇的引領反思

社會劇中，彼此彷彿共乘著船，帶領者不需搖晃這艘船，成員出現的情感張力有如船的晃動，自發性的晃動與自發性的平穩（Browne, 2011）。劇中母女關係及同事關係，時常會陷入為對方好的單方面溝通，當成員說與母親溝通沒有共識就想放棄，而帶領者回應道，妳覺得妳跟媽媽的關係，是妳要放棄？這是跟隨成員的意識與情感流動，讓成員自我注視自我的感知。

帶領者允許話題的擱置，也不急於開啟新話題，而是讓成員有時間沉澱整理思緒。對話過程中的沉默與擱置，是團體的包容性，讓主體有機會直接感受當下的情感，以不干預的方式，幫助自我找到屬於自己的答案或解決之道，產生成己的自我觀照（蔣欣欣，2015a、2015b）。

結論

社會劇重現生活中多元的人際關係，透過演劇以靈活且創造性的方式，探索我們的生活（Wiener et al., 2011）。劇場中自我與他人的互動，激發潛在的思維，破除原本客觀與主觀侷限，在演劇的對話與身體感，產生超越主客對立的多元思維。

對話，幫助自己與他人面對無法逃避的人際困境。身體感，引發臨場的反思與反身，利於整合不同的視域，讓自身的生命推開混濁，展現清晰，這是社會劇改變生活世界的深意。

參考文獻

岳璐（2009）。道成肉身－梅洛龐蒂身體理論初探。*文藝評論，2009*(5)，2-6。

陳月枝（2000）。*質性護理研究方法*。臺北：護望。

蔣欣欣（2002）。由護理實踐建構倫理進路。*護理雜誌，49*(4), 20-24. doi:10.6224/JN.49.4.20

蔣欣欣（2004）。護理倫理的發展與實踐。*哲學與文化學刊，31*(11), 19-29. doi: 10.6530/YYN.2006.1(1).03

蔣欣欣（2015a）。團體對話中的自我反思－精神衛生護理人員的經驗。*護理雜誌，62*(4)，73-81. doi:10.6224/jn.62.4.73

蔣欣欣（2015b）。自由談的督導團體運作－精神衛生護理人員的經驗。*護理雜誌，62*(3)，41-48. doi:10.6224/jn.62.3.41

蔣欣欣、廖珍娟、劉盈君（2014）。爲人與成己之間－面對他者的照護倫理態度。*護理雜誌，61*(2), 44-53. doi: 10.6224/JN.61.2.44

Baile, W. F., & Walters, R. (2013). Applying sociodramatic methods in teachingtransition to palliative care. *Journal of Pain and Symptom Manage, 45* (3), 606-619. doi: 10.1016/j.jpainsymman.2012.03.002

Baile, W. F., De Panfilis, L., Tanzi, S., Moroni, M., Walters, R., & Biasco, G. (2012). Using sociodrama and psycho-drama to teach communication in end-of-life care. *Journal of Palliative Medicine, 15*(9), 1006-1010. doi: 10.1089/jpm.2012.0030

Barros M., M. (2011). Sociodrama with families, children and in human development training. In R. Wiener, D. Adderley, & K. Kirk (Eds.), *Sociodrama in a Changing World* (pp. 291-298). Morrisville, NC: Lulu.com

Benner, P. (1994). *Interpretative phenomenology: Embodiment, caring, and ethics in health and illness.* Newbury Park, CA: Sage.

Blatner, A. (2011). Reflections on sociodrama. In R. Wiener, D. Adderley, & K. Kirk (Eds.), *Sociodrama in a Changing World* (pp. 47-60). Morrisville, NC: Lulu.com

Browne, R. (2011). Sociodrama with a marketing team. In R. Wiener, D. Adderley, & K. Kirk (Eds.), *Sociodrama in a Changing World* (pp. 11-28). Morrisville, NC: Lulu.com.

Buber, M., Friedman, M. S., & Smith, R. G. (1965). *The knowledge of man: Selected essays.* New York: Harper & Row.

Cherin, D., Enguidanos, S., & Brumley, R. (2001). Reflection in action in caring for the dying: applying organizational learning theory to improve communications in terminal care. *Home Health Care Services Quarterly, 19*(4), 65-78. doi: 10.1300/J027v19n04_04. PMID: 11727289.

Foulkes, S. H. (1984). *Therapeutic group analysis.* London, UK: Maresfield Reprints.

Haleem, D., & Winters, J. (2011). A sociodrama: An innovative program engaging college students to learn and self reflect about alcohol use. *Journal of Child and Adolescent Psychiatric Nursing, 24*(3), 153-160. doi:10.111/j.1744-6171.2011.00289.x

Jones, C. (2001). Sociodrama: a teaching method for expanding the understanding of clinical issues. *Journal of Palliative Medicine, 4*(3), 386-390. doi:10.1089/109662101753124039

Leveton, E. (2010). *Healing collective trauma using sociodrama and drama therapy.* New York: Springer Publishing Company.

Lima-Rodrigues, L. (2011). Sociodrama, teacher education and inclusion. In R. Wiener, D. Adderley, & K. Kirk (Eds.), *Sociodrama in a Changing World* (pp. 303-308). Morrisville, NC: Lulu.com.

Merleau-Ponty, M. (2002). *Phenomenology of perception. Abingdon*, UK: Taylor & Francis G.

Oflaz, F., Meric, M., Yuksel, C., & Ozcan, C. T. (2011). Psychodrama: an innovative way of improving self-awareness of nurses. *Journal of Psychiatric and Mental Health Nursing, 18*(7), 569-575. doi: 0.1111/j.1365-2850.2011. 01704.x

Platzer, H., Blake, D., & Ashford, D. (2000). An evaluation of process and outcomes from learning through reflective practice groups on a postregistration nursing course. *Journal of Advanced Nursing, 31*(3), 689-695. doi: 10.1046/j.1365-2648.2000.01337.x

Schilder, P. (1978). *The Image and Appearance of the Human Body: Studies in the Constructive Energies of the Psyche.* New York, NY: International University.

Sternberg, P., & Garcia, A. (2000). *Sociodrama: Who's in Your Shoes?* New York, NY: Praeger.

Westberg, M., & Kristoffersen, B. (2011). Course in conflict management. In R. Wiener, D. Adderley, & K. Kirk (Eds.), *Sociodrama in a Changing World* (pp. 201-206). Morrisville, NC: Lulu.com.

Wiener, R. (1997). *Creative Training: Sociodrama and Team-building.* Jessica Kingsley Publisher Ltd. doi: 10.4236/ ce.2014.514151

Wiener, R., Di Adderley., & Kirk, K. (2011). An introduction. In R. Wiener, D. Adderley, & K. Kirk (Eds.), *Sociodrama in a Changing World* (pp. 1-8).

Morrisville, NC: Lulu.com.

Yalom, I. D. (1995). *The theory and practice of group psychotherapy*. New York, NY: Basic Books.

Embodied Experience in Social Drama

Abstract

Social drama explores individual psychological and social experience issues via improvisational theater. The study attempted to apply inter-subjectivity to examine human relations depicted in social drama. Interpretivephenomenological research method was employed to analyze the human interactions embedded in a social drama course. The transforming interpersonal relationship in the social drama was illuminated in four dimensions. The first dimension, mother-daughter relationship, revealed illuminated the true self and learns to be patient. The second dimension, intergenerational transmission, highlighted self-alert to family inheritance and self-awareness to own action. Next, colleague's relationship indicated retrospection through embodied experience and nonjudgmental understanding. Last, the relations with oneself included awareness of oneself and living in the moment. The members were able to go through the suffering in their life from being authentic self and the ability of empathy with others, which developed in the social drama.

Keywords: social drama, inter-subjectivity, human relationship, self-awareness

第十九章　課程變革的介入行動

摘　要

　　本文旨在探究護理學院課程變革的介入行動，以三年的課程改進方案為例，指出籌劃課程時的介入行動：自我定位、確定方向和當下實踐。自我定位包括：反思教育困境、認識世界潮流、了解小組教學和立校精神；確定方向包括教師參與、人本導向；當下實踐包括：科目整合、對話教學、社區與家庭的關注。此課程變革的三項介入行動，提供課程發展之進路。

關鍵詞：護理教育革新、人本教育、問題導向小組教學、人本導向小組
　　　　教學

絮語：

　　以「問題導向教學」為基礎，落實「人本導向教學」的理念。

（310頁）

前言

　　面臨資訊網路普及與科技快速發展，老師已無法成為知識的專家，學生能否在快速變遷的社會生存，關鍵在於是否具備終身學習的能力（Drake, 1998/2001）。教育真正目的不在於記憶，或是學會運用某項技巧，而是關注學生學了什麼，以及活用所學，與人互動共同合作、終身學習。一項對十三個國家的跨國教育研究指出，雖然各國教育改革的出發點不間，但共通點是體認到教育必須貼近生活（Atkin & Black, 1997）。因此教育必須脫離以教師為主的教學，強調老師不再是專家，而是學習的催化者，引導學生主動發問、思考，而不是被動聽講。面對這種新世紀的教育思潮，如何擬定大學護理新課程？教師們如何參與新課程的籌劃？

　　課程改革的實踐者需要時常反思自己的介入行動，考察自己的實踐行動以及其對改變現實的作用，同時探究既存現況的改變歷程（夏林清，1999）。這種實踐取向的行動研究包括：不斷循環的觀看（look）、思考（think）、行動（act）（Stringer, 1996）。此不僅促使研究者自我反思，也提供一個討論空間來檢驗概念或理論架構，並發展自我反省的研究典範（self-reflexive research paradigm）（Lather, 1987）。本文以實踐者即研究者之立場，參與新課程的形成，蒐集文字紀錄及會談資料、研究者教學日記等，分析護理學系籌劃新課程之實作經驗，歸納教師的參與介入行動。

教師的介入行動

　　分析籌劃新課程之過程，發現教師具有的三項任務：自我定位、確定方向以及當下實踐。三者間存在著循環的關係，唯有先清楚自身的能力與限制，才容易找到新課程的方向；確定教育方向後，需要實踐個體所想、

所知，以驗證其可行性，並做爲重新定位的參考（圖19-1）。以下分別闡述此三項任務。

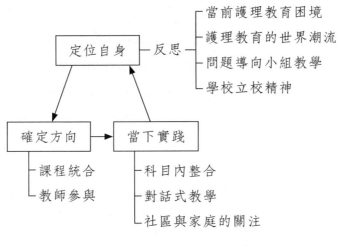

圖19-1　課程變革的介入行動

一、自我定位──知己解彼

自我定位是在行事之前清楚自己所處的時空，作爲進一步採取行動的基礎。籌劃新課程之前，需要清楚所處的狀況，包括：當前護理教育困境、護理教育的世界潮流、問題導向小組教學的現況，以及學校的立校精神。

（一）反省當前護理教育困境

傳統護理學系課程包含有：通識課程、基礎醫學以及專業護理學三大科目。護理專業課程通常以醫學教育爲藍圖，採用疾病類別分科，然而疾病分科的護理課程，不易發展全人的照顧觀點與技藝，以致受制於標準化作業流程，削弱專業成就感。學習方面，以考試引導教學，致使學生處於

被動學習的處境，較難培養出創意及問題解決的能力。

（二）認清護理教育的世界潮流

由於民眾健康需求與疾病型態的改變，新的治療技術不斷研究發展，以社區為導向及多元化照顧，是全球醫藥衛生發展的趨勢。1993年美國護理聯盟與護理學院聯盟（American Association of College of Nursing）呼籲護理教育界，必須培養學生以社區為基礎的健康照顧能力，以及與不同專業人員合作的能力（Mawn & Reece, 2000）。除了教學情境由醫院走向社區，護生應要有深度的學習而不是表淺知識內容之獲取（Tanner, 1998）。護理教學必須由實際經驗中取得知識，而不是由上而下的理論灌輸；護理知識內容不再侷限於實證性知識，還包括倫理的、屬己的、美感的知識，後三者都不是講授式教學能達成的（Birchenall, 2000; Chinn & Kramer, 2004）。

（三）探究問題導向或人本導向的小組教學

問題導向小組教學（problem-based learning, PBL），源自1970年加拿大安大略省McMaster大學醫學院，後來影響美國哈佛大學的醫學教育。1994年臺大醫學院參考哈佛大學的方式，開始推動醫學教育的改革（梁繼權等，1999）。陽明大學於1998年正式成立教改小組，在醫學院策劃下邀請國內外專家，展開相關的小班教師研習活動（陳震寰等，1998）。此教學法植基於認知學習心理學及建構主義教育理念，重視經由意義學習達到知識獲取，培養終身學習能力，屬於橫貫學科（transdisciplinary curriculum）的教學方式。認為依靠記憶的知識不容易繼續建構知識，而強調學習者自身參與發掘意義。意義的學習，涉及在自己原有的認知結構中，同化新的概念或假說，並將其有系統的組織起來，建構知識（Novak

& Gowin, 1984）。主張學生是一個情境的研究者，重視學生的意見並給予表達的機會，以跨學科形成學習單元（Barrows & Tamblyn, 1980; Drake, 1998/2001）。

這種透過醫學教育的改革，引發護理教育變革的情形，也發生在美國的幾所護理學系（Baker, 2000）。心理學家Carl Rogers在其《成為一個人》書中，指出以人為中心的照護，提到教育需要重視人際間的互為主體性（宋文里，1961/2014）。因此，我們需要思考以「問題」為主的醫學教學方式，是否合適於重視人文關懷的護理教育？

（四）配合立校精神

新課程目標能夠配合立校精神，有助於建立共識。陽明大學的校訓是「眞知力行，仁心仁術」。新課程的願景是「培育提供整合性照護服務，並具有終身學習能力之新一代護理人員」。其中，「培育提供整合性照護服務」即是「仁心仁術」的實踐，指的是由內而外的發展自身；「終身學習能力之新一代護理人員」即是「眞知力行」的展現，實踐所學並產生新的洞識，知行合一且相互共發。

二、確定方向課程統合

由於以疾病為主的分科教學，無法因應未來健康照護需求，而教師是課程興革的關鍵人物，因此，教師參與和課程結合是確定方向的兩個主要項目。

（一）教師參與

課程變革的歷程需要教師的參與，除了彼此願意合作嘗試新構想，也要學習與外界密切合作（Wilson & Davis, 1994/1997）。當陽明大學護理學系於2001年接受教育部補助三年的基礎教育改進計畫，初期舉行密集

教學討論成長營，除定期聚會討論課程架構與內容，教師們也分享相關教育理念，包括反思實踐（reflective practice）（Schön, 1983 & 1987）、概念構圖（concept mapping）（Novak, 1998; Novak & Gowin, 1984）、教育哲學、人本教育等，以及至香港理工大學及加拿大McMaster University護理學院研習問題導向小組教學。這些教學研習的經驗，不僅停留於組織內部，也經由歸納整理，舉辦研習會，與護理教育界分享，包括2002年的「護理教育的世紀首航：大學護理基礎教育的改進計畫研討會」、「人本護理導向之小組教學研討會」，與2003年的「社區導向教學：實作經驗之分享」學術研討會。

　　此計畫實施的前一年，先由幾位教師開始蒐集相關資料，半年後正式成立教改工作小組，籌劃教改工作目標與內容。面對課程的變革，教師必須重新學習，難免出現變革的阻力（蔣欣欣，2002a），但透過各種研習交流的管道，產生集體式的自我反思與體悟，使教師的能力被引發（empowered），出現自發的行動，而不再採取被動觀望（passive gazing）的態度。

（二）課程統合：家庭護理學

　　新課程重視人本教學，是以學生為中心、發展社區導向的照顧為基礎，促進學科整合、家庭與社區照顧，其特色是：(1)人本的教學理念，(2)綜合性、持續性照顧的護理理念。將原本疾病分科的教學內容，改為統合式的「家庭護理學」科目，課程設計的原則包括：由簡單到複雜、由個人到群體、由健康到疾病以及由慢性照護到急性照護等。以「問題導向教學（problem-based learning）」為基礎，落實「人本導向教學（person-based learning）」的理念。培養學生自身的人性關懷、培育學生發展夥伴關係的人文關懷，學習如何去學（learning how to learn）。教師需要思考

如何營造一個學習情境，幫助學生建立終身學習的能力，建構個人與專業相生相成的學習模式。

三、當下的實踐──教學運作與反思

當下實踐是基於教學變革的實作與反思，以利於新課程的建構。正式推出新課程之前，先嘗試改變舊有科目的教學內容與方式，包括：科目內的整合、對話式教學、社區與家庭的關注。

（一）科目內主題的整合

科目內主題的整合是為課程統整預做準備。最初，護理學系教師先整合舊有課程內的部分主題，由大班講授改以撰寫案例的小組討論。例如，在精神衛生護理學的三學分課程，將原先的護病關係、溝通技巧、行為治療三個主題，各兩小時的課，改為問題討論的小組教學。教師以此主題的臨床案例，寫成的三段故事，先由一位老師提供原初的案例，另一位老師補充其內容，共同完成初稿後，該科的三位教師一起討論案例內容，修改文字描述，書寫教師指引；並以概念構圖方式分析故事所涵蓋的內容，發現案例內容除了涉及三項主題，還蘊含著護理倫理、另類療法、性別議題、自我概念等，顯示案例教學的豐富性。

（二）對話式的小組教學

小組教學不是老師或學生進行迷你型演講，而是互相對話（第三章）。對話式教學，強調師生之間彼此以真誠的態度，共同探索真理知識，重視師生是夥伴關係，而不是權威關係。小組教學進行中，當學生一直低頭專注誦念資料時（迷你型演講），教師為引發團體對話，而中止其獨白，卻使該學生感到自己費心的準備沒有被接受（由學生課後學習心得反映出來）。因此，實施小組教學時，除了學生要學習如何吸收與表達知

識，教師也需要學習如何承接以及如何引發對話。

概念構圖為整理思路的方法之一，利於促進小組對話。教師帶領概念構圖引導學生整理思想時，先要評估學生對概念構圖的熟悉性，教師可以先示範概念構圖，在兩小時的小組教學，留下20分鐘做總結。總結時教師於白板記錄討論重點，先問「我們今天討論些什麼？」當同學開始說，教師就立即在白板上記下其內容重點，並讓每位同學都看到，同時問「是不是這樣？」當概念逐漸出現時，就繼續問「這個與哪一個有關係？」「是什麼樣的關係？」最後形成概念圖時，再詢問「是不是這樣？有沒有要修改的？」促進教學活動中豐富的對話，讓說話者觀照自己的話語與他人想法間的關係。之後的討論會，邀請學生擔任總結的白板紀錄，此時，學生已觀察到參與式記錄的方式，教師則需要聆聽學生的話語，注意寫在白板上的文字，促進成員與記錄者之間的互動對話，豐富學習的內容。

概念構圖不僅應用於小組教學，也可用於臨床實習個別指導。一位老師以概念構圖，引導學生觀照自己與個案相處的情形，關心病人的生活世界。最後同學打破以往「為老師」寫作業的書寫方式，開始懂得「為自己」與病人的互動化，留下有意義的紀錄。

（三）社區與家庭的關注

由於新課程重視社區與家庭，不同於以醫院為主的實習安排，因此要調整實習內容與實習的場所照護，例如：兒童護理學實習進入社區的中小學、安親班；母嬰護理學提供周產期健康諮詢及家庭訪視；成人護理學實習提供自我檢查評估與護理指導；精神衛生護理學實習，也都由過去完全在醫院實習的方式，嘗試走入社區，追蹤病人出院後的生活照顧、社區老人精神評估。研究生的社區護理學實習，除了提供社區評估，並且設計從事健康社區營造的活動，組織讀書會、環保志工，以及社區綠美化的活動

等（林麗嬋，2002）。

　　由醫院到社區照護的課程轉換，促使教師必須面對如何確認社區需求，如何發展護病關係，以及如何引發民眾參與社區護理照顧活動等挑戰。

結論

　　本文重點在分析課程變革中教師的介入行動，採用行動研究觀察、思考、行動三個步驟，指出護理學系新課程籌劃歷程中，教師需要具有定位自身、確定方向以及當下實踐的行動力。此三者之間存在著動態循環關係，使得新課程較能貼近真實，師生在新課程中相生相成。

　　清楚自身定位時，須考慮國家政策、學校特色與組織結構以及世界潮流，透過這種知己知彼的功夫，清楚自身定位，才可能找出適合發展的方向。雖然護理學系新課程與醫學教育相關；但是，以「問題」導向的醫學教育，並不完全適合重視人本的護理教育。

　　當下實踐是一種由下而上的力量，來自內部的反思覺醒，需要減少外來的壓迫與控制，使教師的能力被引發，經由參與，形成共同意識。體認到自己是新課程撰寫的作者之一，除了本身的創作之外，要充分考量不同意見，促進同事之間合作協調。雖然化阻力為助力，不是件容易的事，但為了教育的百年大計，則是值得繼續努力的方向。

誌謝

　　感謝教育部經費補助大學基礎護理教育改進計畫（B04），余玉眉擔任計畫總主持人，林麗嬋、盧孳艷策劃家庭及社區護理教學，魏燕蘭協助

基礎醫學課程整合，蔣欣欣推動人本導向小組教學，穆佩芬、許樹珍、盧純華、歐美介紹相關教學理念，陳玉姍小姐協助計畫的進行，天韻、怡婷、芙嫚幫忙修訂文稿，謹此致謝。

參考文獻

林麗嬋（2002，1月）。*落地生根*。於國立陽明大學護理學院主辦，護理基礎教育改進計劃研討會。臺北：國立陽明大學護理館。

夏林清（1999）。制度變革中教育實踐的空間：一個行動研究的實例與概念。*應用心理研究*，*1*，33-68。

梁繼權、呂碧鴻、李明濱、謝博生（1999）。以問題為基礎之學習在小班教學立應用，*醫學教育*，*3*，164-172。

陳震寰、郭英調、蕭光明、劉秀枝、林孝義、王署君等（1998）。問題基礎學習小班教學可行性立先驅研究。*醫學教育*，*2*，398-408。

蔣欣欣（2002a，1月）。*新課程新希望*。於國立陽明大學護理學院主辦，護理基礎教育改進計劃研討會。臺北：國立陽明大學護理館。

Atkin, J. M., & Black, P. (1997). Policy perils of international cornparisons: The TIMSS case. *Phi Delta Kappan*, *79*, 22-28.

Baker, C. M. (2000). Prob1ern-based learning for nursing: Integrating lessons from other disciplines with nursing experiences. *Journal of Professional Nursing*, *16*, 258-266.

Barrows, H. S., & Tamblyn, R. L. (1980). *Problem-based learning: An approach to medical education.* New York: Springer.

Birchenall, P. (2000). Nurse education in the year 2000: Reflection, speculation and challenge. *Nurse Education Today, 20*, 1-3.

Chinn, P. L., & Kramer, M. K. (2004). *Integrated knowledge development in nursing* (6th ed.). St. Louis, MO: Mosby.

Drake, S. M. (2001)。*統合課程的按計：證實能增加學生學習的方法*（黃光雄等譯）。高雄：麗文。（原著出版於1998）

Lather, P. (1987). Research as praxis. In W. R. Jr. Shadish & C. S. Reichardt (Eds.), *Evaluation studies review annual: Volume 12* (pp. 437-457). Thousand Oaks, CA: Sage.

Mawn, B., & Reece, S. W. (2000). Reconfiguring a curriculum for the new millennium: The process of change. *Journal of Nursing Education, 39*, 101-108.

Novak, J. D. (1998). *Learning, creating, and using knowledge: Concept maps as facilitative tools in schools and corporations.* London: Lawrence Erlbaum Associates.

Novak, J. D., & Gowin, B. (1984). *Learning how to learn* (pp. 1-13). London: Cambridge university press.

Rogers, C. R. (2014)。*成爲一個人：一個治療者對心理治療的觀點*（宋文里譯）。新北市：左岸文化。（原著出版於1961）

Schön, D. A. (1983). *The reflective practitioner: How professionals think in action.* USA: Basic Books.

Schön, D. A. (1987). *Educating the reflective practitioner.* San Francisco: Jossey-Bass.

Stringer, E. T. (1996). *Action research: A handbook for practioners.* London: Sage.

Tanner, C. A. (1998). Curriculum for the 21st century-or is it the 21-year curriculum? *Journal of Nursing Education, 37*, 383-384.

Wilson, K. G., & Davis, B. (1997)。*全是贏家的學校*（蕭昭君譯，车中原審訂）。臺北：天下。（原著出版於1994）

An Analysis of Curriculum Reform for Nursing Baccalaureate Program

ABSTRACT

The purpose of this study is to define the teacher's actions in the process of developing a new curriculum for the Faculty of Nursing, in National Yang-Ming University. The authors defined three tasks of teachers developing the curriculum: Relocating, strategizing, and reflective practice. Relocating implied reflecting on the dilemmas of nursing education, world trends in nursing education, the experience of medical schools with problem-based learning, and the philosophy of the university. Strategizing meant developing guidelines that included humanistic education, faculty development, and course content of the new curriculum. Reflective practice included intersubject integration, dialogue teaching, and shifting the focus from hospital care to community and family care.

Keywords: nursing education reform, humanistic education, problem-based learning, person-based learning.

附錄一　各章小組教學之性質簡介

章	團體次數	地點	團體形式	小組成員	課程名稱
二	一學期	教室	大班分組	大四生	護理專業問題研討
三	2 次、6 次／兩學期	教室	小組	大四、在職專班生	精神護理學
四	10 次／學期	醫院	*兩階段（病人／護生）	大四生	精神護理學實習
五	5 次／學期	教室	小組	大一生	護理導論
六	某次／學期	醫院	兩階段（護生／臨床教師）	大四生及護理師	精神護理學實習
九	12 次／兩學期	醫院	兩階段（研究生／臨床教師）	研究生	進階心理衛生護理學實習
十一	兩學期	教室	小組	研究生	進階心理衛生護理學實習
十二	12 次	醫院	兩階段（病人／護理人員）	護理師	在職訓練
十三	一日	教室及戶外	六小時	碩博生	團體分析
十四	12 次	醫院	小組	護理師	在職訓練
十七	一次／學期	醫院	兩階段（護生／臨床教師）	大四生及護理師	精神護理學實習
十八	六次／學期	教室	小組	大三、四及碩博生	社會劇

* 兩階段團體（又稱為魚缸式團體），是依小組成員性質分組而成的兩個先後進行的團體，主要應用於團體心理治療的教學。

附錄二 教師手記——關於教與學

如何引發學生的學習動機？
由學生的生活經驗出發，
那是一種她聽得懂的語言，
一個故事、一篇小品文、一部電影、一段親身經歷。
在她原有的基模上，
共同建構一座生命的城堡。

一個關於失智症案例的討論，不如一位同學的親身經驗更貼近生活。
雖然，聆聽同學的親身經驗，如臨現場般的共振，
但是在學習團體中，
如何能護衛與尊重學生心靈的困苦？
如何承擔與失智親人相處的困難與烙印？

如何帶出學生新的經驗，
不再沉溺於悲情，而能照顧自己、親人，以及其他的人。
如何透過團體的對話與引導，
滋生出互相轉化的契機。

雖然教師不是一位心理治療師，
但是教師自身的生命修練，
護持著學生的自我鍛鍊，
在學習的路上，彼此攜手伴行，
活出更好的自己。

（原誌於失智症案例小組討論課後，2006/4/10）

國家圖書館出版品預行編目資料

小組對話：教學與研究／蔣欣欣著. -- 初版.
-- 臺北市：五南圖書出版股份有限公司,
2021.10
　　面；　公分
　　ISBN 978-626-317-179-4（平裝）

1.護理教育　2.團體學習　3.教學研究
4.教學法

419.63　　　　　　　　　　110014816

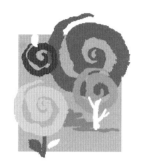

5K0A

小組對話：教學與研究

作　　　者 — 蔣欣欣（511.1）

發 行 人 — 楊榮川

總 經 理 — 楊士清

總 編 輯 — 楊秀麗

副總編輯 — 王俐文

責任編輯 — 金明芬

封面設計 — 王麗娟

出 版 者 — 五南圖書出版股份有限公司

地　　　址：106台北市大安區和平東路二段339號4樓

電　　　話：(02)2705-5066　　傳　　真：(02)2706-6100

網　　　址：https://www.wunan.com.tw

電子郵件：wunan@wunan.com.tw

劃撥帳號：01068953

戶　　　名：五南圖書出版股份有限公司

法律顧問　林勝安律師事務所　林勝安律師

出版日期　2021年10月初版一刷

定　　　價　新臺幣450元

經典永恆·名著常在

五十週年的獻禮——經典名著文庫

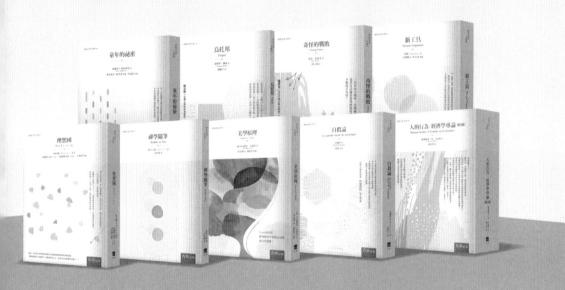

五南，五十年了，半個世紀，人生旅程的一大半，走過來了。

思索著，邁向百年的未來歷程，能為知識界、文化學術界作些什麼？

在速食文化的生態下，有什麼值得讓人雋永品味的？

歷代經典·當今名著，經過時間的洗禮，千錘百鍊，流傳至今，光芒耀人；

不僅使我們能領悟前人的智慧，同時也增深加廣我們思考的深度與視野。

我們決心投入巨資，有計畫的系統梳選，成立「經典名著文庫」，

希望收入古今中外思想性的、充滿睿智與獨見的經典、名著。

這是一項理想性的、永續性的巨大出版工程。

不在意讀者的眾寡，只考慮它的學術價值，力求完整展現先哲思想的軌跡；

為知識界開啟一片智慧之窗，營造一座百花綻放的世界文明公園，

任君遨遊、取菁吸蜜、嘉惠學子！